**图书在版编目（CIP）数据**

探秘大脑／刘清廷编.一成都：成都地图出版社，
2013.5（2021.10重印）
（换个角度看世界）
ISBN 978－7－80704－704－9

Ⅰ.①探… Ⅱ.①刘… Ⅲ.①大脑－青年读物②大
脑－少年读物 Ⅳ.①R338.2-49

中国版本图书馆 CIP 数据核字（2013）第 076162 号

**换个角度看世界——探秘大脑**
HUANGE JIAODU KAN SHIJIE—TANMI DANAO

责任编辑：向贵香
封面设计：童婴文化

出版发行：成都地图出版社
地　　址：成都市龙泉驿区建设路 2 号
邮政编码：610100
电　　话：028－84884826（营销部）
传　　真：028－84884820

印　　刷：三河市人民印务有限公司
（如发现印装质量问题，影响阅读，请与印刷厂商联系调换）

开　　本：710mm×1000mm　1/16
印　　张：14　　　　　　　　字　　数：230 千字
版　　次：2013 年 5 月第 1 版　　印　　次：2021 年 10 月第 8 次印刷
书　　号：ISBN 978－7－80704－704－9

定　　价：39.80 元

　　大脑是大自然赐予人类最伟大的"礼物"，也是大自然最神奇的"杰作"之一。人类的大脑是一个极其神秘的迷宫，有许多奥秘一直困扰着人类。例如：是什么让我们微笑？为什么会做梦？眼见为实是对的吗？思维和感觉是怎样产生的？人类是如何感知这个世界的？人类独有的语言现象又是怎样产生和发展的？

　　为了解答这些问题，探索大脑的奥秘，许多科学家和哲学家进行了不懈努力。随着科技的发展，新的设备和技术应运而生，它们的出现使科学家能够更深入地观察神经网络和细小粒子的变化。20世纪80年代和90年代，人类对大脑的研究进入鼎盛时期，这期间出现了许多伟大的科研成果。

　　尽管科学家们的研究成果让我们对自己的大脑有了越来越多的了解，但直到今天，在很大程度上，人类的大脑仍然是神秘的。大脑是我们身体中最复杂、最神秘的器官。感觉、记忆、性格、运动、交流、思维、情绪、数字……所有这些大脑中的奥秘我们都能从本书中找到来龙去脉。

# CONTENTS

目录 探秘大脑

## 脑的结构

端 脑 ………………… 2

间 脑 ………………… 4

脑 干 ………………… 5

小 脑 ………………… 6

脑垂体 ………………… 8

## 脑的功能

脑的四大功能 ………… 12

脑的神经传导径 ……… 13

## 脑的发育

出生前的大脑发育 …… 16

出生后的大脑发育 …… 18

## 神经系统

神经元 ………………… 26

突 起 ………………… 27

神经胶质细胞 ………… 33

脊 髓 ………………… 38

神经核团 ……………… 40

髓 鞘 ………………… 41

神经节 ………………… 42

神经递质 ……………… 44

## 神经回路的构建

生长轴突的运动 ……… 48

神经元的作用 ………… 50

## 神经细胞与兴奋的传播

细胞学说与神经元学说 ……… 56

兴奋的传导 …………… 59

## 大脑左右半球的差异

解剖方面的差别 ……… 64

左右利手在大脑皮层中的差别 … 65

## 大脑左右半球功能性差异

胎儿期性激素的作用 … 68

出生后性激素的作用 … 70

大脑皮层组织作用 …… 72

## 脑的习性

避免脑疾病 …………… 76

避免用脑过度 ………… 78

科学用脑 ……………………… 79

## 脑的营养需求

有助增强记忆的食物 ……… 82

健脑食物 …………………… 88

## 脑的感觉功能

躯体感觉 …………………… 94

痛　觉 ……………………… 94

视　觉 ……………………… 95

听　觉 ……………………… 97

嗅　觉 ……………………… 98

味　觉 ……………………… 99

## 脑的认知功能

联络皮层 …………………… 102

顶叶与注意 ………………… 103

颞叶与辨认 ………………… 103

额叶与设计 ………………… 104

## 脑是怎样指挥运动的

大脑皮层的运动管理区 …… 106

脊髓的运动反射 …………… 108

## 脑是怎样思维的

大脑皮层——大脑的思维器官 110

神经递质的活动 …………… 111

脑体积与智力的关系 ……… 112

## 语言与左右大脑功能的关系

语言的左脑倾向化 ………… 116

左利手、右利手与语言的侧向化
………………………… 117

## 大脑记忆之谜

记忆机理 …………………… 120

记忆分类 …………………… 121

记忆之谜 …………………… 122

记忆功能区——海马区 …… 124

## 睡眠的秘密

睡眠是脑和身体的休息 …… 130

异相睡眠和非异相睡眠 …… 131

睡姿问题 …………………… 134

失眠的原因 ………………… 135

## 梦的奥秘

睡眠脑电 …………………… 138

异相睡眠 …………………… 139

弗洛伊德的"潜意识"学说 …… 141

## 音乐对大脑的调整作用

重视音乐对大脑的开发作用 146

开发"音乐脑" ……………… 147

## 情绪与大脑的关系

情绪反应与大脑 …………… 152

杏仁体与恐惧 ················ 153

狂躁症与中脑——边缘投射 155

### 左脑型智慧

左脑优势型 ···················· 158

左脑、双前脑优势型 ······ 159

左脑、双后脑优势型 ······ 160

左脑、左前右后脑优势型 163

左脑、右前左后脑优势型 164

### 右脑型智慧

右脑优势型 ···················· 168

右脑、双前脑优势型 ······ 169

右脑、双后脑优势型 ······ 171

右脑、左前右后脑优势型 173

右脑、右前左后脑优势型 ···· 174

### 全脑型智慧

全脑优势型 ···················· 178

全脑、双前脑优势型 ······ 179

全脑、双后脑优势型 ······ 180

全脑、左前右后脑优势型 ······ 182

全脑、双前脑、左前右后脑优势型
··············· 184

全脑、双前脑、右前左后脑优势型
··············· 186

### 大脑潜能开发

大脑潜能开发的意义 ········· 188

大脑的九大潜能 ·············· 192

积极激发大脑的潜能 ········· 193

### 大脑的后天开发

智力的后天可塑性 ·········· 196

情感支配智力 ················· 199

### 大脑病变

老年痴呆 ······················ 204

舞蹈病 ························· 206

帕金森病 ······················ 207

截　瘫 ························· 210

脑卒中、脑血管硬化 ······ 212

# 脑的结构

　　人类的大脑是所有器官中最复杂的部分，是所有神经系统的中枢。人类的大脑可以分为三个部分：脑核、脑缘系统、大脑皮质。

　　脑核掌管人类的基本日常生活，包括呼吸、心跳、觉醒、运动、睡眠、平衡、早期感觉系统等。脑缘系统负责行动、情绪、记忆处理等功能，另外，它还负责体温、血压、血糖以及其他居家活动。大脑皮质则负责人脑较高级的认知和情绪功能，它分为两个主要大块——左大脑和右大脑，两大块均包含四个部分——额叶、顶叶、枕叶、颞叶。

# 端 脑

地球形成大约在 50 亿年之前。在动物进化过程中，脑的结构与形态有了巨大的发展。人为万物之灵，人脑是人体内结构和功能最复杂的器官。

**大脑结构图**

人脑由端脑、间脑、中脑、后脑（脑桥和延髓）和小脑 5 部分组成。其中中脑、脑桥和延髓可合称为脑干。人脑的重量相当于自身体重的 1/50 到 1/40，这一比值远远高于其他动物脑与体重的比值。与动物脑的结构相比较，人脑的表面更为发达，如人脑的表面布满了许许多多凹陷的大脑沟和凸起的大脑回，这样就大大增加了脑的表面积，而低等动物的脑表面则相对比较光滑。

端脑包括左、右两个大脑半球，以及连接两个大脑半球的中间部分。在医学及解剖学上，多用大脑一词来指代端脑。大脑半球表面的部分称大脑皮质。

大脑皮质表面布满深浅不等的沟，称大脑沟。大脑沟间的隆凸部分称大脑回。人类大脑皮质的总重量约占全脑重的 40%，面积约为 2200 多平方厘米，其中 1/3（约 750 平方厘米）露于表面，2/3 位于沟壁和沟底。

一般说来，左脑半球同抽象思维、象征性关系和对细节的逻辑分析有关。它能说会道，能写会算，具有语言的、分析的和连续计算的能力。它更像一个统治者，在控制神经系统方面起着积极的主导作用，是一丝不苟、严肃认真的对外执行机构。右脑半球则常常是沉默寡言的。一般说来，它不能同外界保持联系，它把对于行为的驱动权拱手让给了左脑半球。右脑半球与知觉和空间位置感有关，能处理单项的事物，而不能处理连续的数理序列。但是，右脑半球得天独厚地具有一种特殊才能，即擅长于形象思维，是一位艺术大师，更是一位充满着发明创造激情的开拓者；它具有音乐的、绘画的、综合性的、整体性的以及几何空间的鉴别能力。

右脑半球在许多方面比左脑半球优越得多，特别是在具体思维能力、创造性思维能力、对空间构成的思维能力以及对复杂关系的理解能力等方面尤为突出。右脑半球是天才的乐队指挥，它在解释听觉——声音印象和理解音乐特征时才华横溢；右脑半球在表达情绪和识别情绪方面是独具慧眼的，喜、怒、哀、乐、怨、忧、思、悲、恐、惊，这些情绪的微妙处理都要依靠右脑半球。其实，默默无闻的右脑半球在人类思维的高级水平上，它感知着、思考着，情绪激荡地进行着学习和记忆；它把握着现在，也幻想着未来。

大脑的左右半球上分别排列着额、颞、顶等区域，医学上称之为"叶"。

## ◎ 额　叶

额叶的一项重要职能就是判断自我。额叶失职的人就不能察觉自身所犯的错误，但却能夸夸其谈地指责别人的缺点或不足。额叶的另一项重要职能是主持智力活动。额叶失职的人，从简单的思维到复杂的抽象推理都将发生障碍，往往易于贸然地下断语，冲动地做结论，而且有组织的智力活动全部瓦解。额叶还有一项重要职责就是进行抽象思维、提出设想、规划和程序安排，若是额叶此项功能失常，则人的思维状态将处于混乱之中。

额叶具有利用语言调节行为的能力；额叶具有知难而上的进取精神，它能保证注意力集中，并主动努力地去解决问题。另外，思维的敏捷性和词组运用的灵活性也是由额叶来管理的。

## ◎ 颞 叶

颞叶的功能是对视觉和听觉信息进行综合理解和判断，并将产生的记忆贮存起来。它的记忆功能是构筑一切聪明才智的基石。有了记忆才能学习，有了学习才有积累、比较、鉴别和进步。

## ◎ 顶 叶

左脑半球顶叶在保证复杂的、同时性的空间综合中起着主要作用。如果该区功能失常，则表现为"执行不力"，一事当前却手足无措，而且在分析知觉关系和符号关系时感到困难。右脑半球顶叶出现功能障碍时，特别恼人的表现是自鸣得意，不肯承认自己的错误，自认为自己一贯正确，是终极真理的化身。

# ➤ 间 脑

间脑位于中脑的上方，绝大部分被大脑皮层遮盖起来。间脑可分为5部分：背侧丘脑、上丘脑、下丘脑、后丘脑和底丘脑。

间脑的各部分有着各自的分工，其中尤以下丘脑重要。下丘脑的位置和神经连接，这决定了它在整合来自前脑、脑干及各种内分泌系统方面问题的关键作用。

间　脑

下丘脑包含许多神经核。按纵的方面可分为三条带：最靠近脑室的室周核群，向外是内侧核群，最外是外侧核群。室周核群中靠前面有两个著名的核：室旁核和视上核。它们的特点是含有神经分泌神经元，这种神经元既能传导冲动，又能分泌肽类物质，其轴突直达垂体后叶，其分泌物包括垂体加压素和催产素，可在垂体后叶进入血液。室周核群中还有一些神经分泌细胞，它们的分泌物不是进入垂体后叶，而是经垂体门脉进入垂体前叶。垂体前叶分泌受它们的调控，这些分泌物称为释放激素或释放抑制激素。下丘脑的外侧部实际上就是脑干的向上延伸。通过脑干网状结构，下丘脑可以广泛地影响自主性神经系统的活动。它又与脑的其他部位有相互来回的联系。

### 🖋 知识小链接

#### 激　素

激素（Hormone）也音译为荷尔蒙，它对肌体的代谢、生长、发育、繁殖、性别、性欲和性活动等起重要的调节作用。它是高度分化的内分泌细胞合成并直接分泌入血的化学信息物质，在体内作为信使传递信息。它通过调节各种组织细胞的代谢活动来影响人体的生理活动。

下丘脑的解剖位置及神经连接关系，决定了它在调节人体整体行为水平上的关键作用。下丘脑参与调节自主神经系统，如控制水盐代谢、调节体温、摄食、睡眠、生殖、内脏活动及情绪等。下丘脑在攻击与防御等人体的应急行为中也非常重要。

## 🔊 脑　干

脑干由中脑、脑桥和延髓 3 部分组成。脑干向上与间脑相连，自上而下依次是中脑、脑桥和延髓。人脑的 12 对脑神经中有 10 对脑神经与脑干相连，这些脑神经主要与头面部的感觉、运动等功能活动有关。我们眼球的活动、面部的表情、沙子进入眼睛后的流泪现象和不适等，都与这些脑神经及脑干功能相关。

此外，脑干的网状结构在维持人的清醒状态中起重要作用。脑干中有调节人的心跳、呼吸和血压等生命中枢，同时也有控制人的吞咽、呕吐、打喷嚏、打嗝等非生命中枢。脑干也有助于维持机体的平衡。

# 小 脑

小脑位于颅后窝，上部平坦，被大脑半球遮盖，下面中部凹陷，容纳髓，中间缩窄部分叫蚓丘，两侧膨隆，叫做小脑半球。成人小脑约重150克，占脑重的10%。小脑表面有许多平行的浅沟及一些深沟将小脑分成许多小叶。小脑借助三对小脑脚与脑的其他部分相连。小脑上脚连接小脑和中脑；小脑中脚连接小脑和脑桥；小脑下脚连接小脑和延髓。

小脑灰质分布在两个区域。表面一层灰质，称为小脑灰质；另一部分灰质深藏在髓质之中，称为小脑核，一般分为顶核、球状核、栓状核和齿状核。小脑的功能主要有两个方面：一方面是协调随意运动；另一方面是调节肌紧张，从而影响和维持身体姿势平衡。

小脑协助执行协同运动，通过接受有关运动情况的感觉信息和调

原裂　中央小叶　方形小叶前部
方形小叶后部
水平裂　蚓叶　上半月小叶
下半月小叶

**小脑上面观**

节各种各样的下行神经通路的活动，然后使运动做得更好。这种功能是随着实践而改善的，因此，小脑具有学习运动技巧的功能。毁损小脑不会产生感觉上的缺损，所以小脑不是接受感觉的主要部位。

从其他中枢神经系统传入的冲动，通过小脑白质进入小脑。两种传入纤维被发现：苔状纤维和攀缘纤维。苔状纤维有许多来源，但是所有的攀缘纤维都来自于对侧的下橄榄核。在小脑皮层，苔状纤维和颗粒细胞的树突在颗粒细胞层形成突触，因此，对于其神经通路的走向，科学们存在着相当大的分歧。而一根攀缘纤维只和一个或几个浦氏细胞的胞体或树突连接，科学家们对攀缘纤维的神经通路基本没有分歧。

**拓展阅读**

### 中枢神经系统

中枢神经系统是神经系统中神经细胞集中的结构，在脊椎动物包括脑和脊髓；在高等无脊椎动物如环节动物和昆虫等，则主要包括腹神经索和一系列的神经节。人的中枢神经系统构造最复杂而完整，特别是大脑半球的皮层获得高度的发展，成为神经系统最重要和高级的部分，保证了机体各器官的协调活动，以及机体与外界环境间的统一和协调。

颗粒细胞的轴突形成一束平行纤维和浦氏细胞的树突及几种其他的中间神经，如高尔基细胞、篮状细胞、星形细胞等形成突触连接。颗粒细胞是小脑皮层中唯一的兴奋性中间神经元，其他类型的中间神经元都是抑制性的。在小脑皮层中，其他的神经通路以抑制性为其特点。高尔基细胞抑制颗粒细胞，篮状细胞抑制浦氏细胞的胞体。

小脑根据系统发生和功能划分为下面几个主要的部分：古小脑、旧小脑和新小脑。古小脑是小脑在进化过程中最早出现的部分，它的功能主要是和前庭系统相关。因此古小脑也被称为前庭小脑，在人类小脑中它们相当于绒球小结叶和部分的小脑蚓体。古小脑主要控制轴向肌肉和保持身体的平衡，而且使头和眼睛的运动相配合。古小脑的损伤会导致喝醉酒似的摇摇摆摆的步伐，被称为共济失调，同时会出现眼球震颤。

小脑功能示意图

旧小脑接受由脊髓传来的躯体特定区域的感觉信息，因此旧小脑经常被称为脊髓小脑。旧小脑同时调节运动和肌肉的状况。旧小脑损伤后会产生协同性缺失，类似于古小脑损伤后所产生的症状。

新小脑在人类小脑中占据主导地位，它占据了小脑的两个半球。大脑皮层广大的区域都有输入到新小脑，所以新小脑也称为皮层小脑。新小脑修饰运动皮层的输出。因为右边的新小脑控制右边的运动皮层的活动，而左边皮层影响左边的肢体的运动，所以新小脑是调节同侧的肢体的运动。新小脑在程序性运动中和前运动皮层相互作用。

正是由于小脑是机体中结构最为复杂的部分，才可能使其对机体的调控达到如此惊人的准确和协调。

## 🔈 脑垂体

脑垂体又称垂体，是人体最重要的内分泌腺，靠垂体柄（漏斗柄）与下丘脑相连，悬垂于脑下方的垂体窝内。

腺垂体和神经垂体虽然共同组成垂体，但在发生学、组织学和生理功能方面都极为不同。腺垂体是由 6 种腺细胞组成的腺体组织；神经垂体是神经垂体细胞组成的神经组织，而不含腺细胞。腺垂体分泌激素，与下丘脑形成一个紧密联系的功能单位，起着上连中枢神经，下接靶腺的"桥梁"作用；神经垂体不能合成激素，而只是贮存和释放由下丘脑的视上核、室旁核等神经分泌部位合成的激素。垂体在整个内分泌系统中起着重要的作用，各部分都有独自的任务。腺垂体细胞分泌的激素主要有：生长激素、催乳素、促甲状腺激素、促性腺激素、促肾上腺皮质激素（黄体生成素和卵泡刺激素）和黑色素细胞刺激素。神经垂体本身不会制造激素，而是起到一个仓库的作用。下丘脑的视上核和室旁核制造的抗利尿激素和催产素，通过下丘脑与垂体之间的神经纤维被送到神经垂体贮存起来，当身体需要时就释放到血液中。

垂体

脑垂体

## 拓展阅读

### 内分泌系统

内分泌系统是负责调控动物体内各种生理功能正常运作的两大控制系统之一，由分泌激素（荷尔蒙）的无导管腺体（内分泌腺）和分布于其他器官的内分泌细胞组成。

**基本小知识**

### 甲状腺

甲状腺是脊椎动物非常重要的腺体，属于内分泌器官。哺乳动物的甲状腺位于颈部甲状软骨下方，气管两旁。人类的甲状腺形似蝴蝶，犹如盾甲，故名。甲状腺是人体最大的内分泌腺体，主要功能是合成甲状腺激素，调节机体代谢。

垂体激素的主要功能：

生长激素：促进生长发育，促进蛋白质合成及骨骼生长；

催乳素：促进乳房发育成熟和乳汁分泌；

促甲状腺激素：控制甲状腺，促进甲状腺激素合成和释放，刺激甲状腺增生，细胞增大，数量增多；

促性腺激素：控制性腺，促进性腺的生长发育，调节性激素的合成和分泌等；

促肾上腺皮质激素：控制肾上腺皮质，促进肾上腺皮质激素合成和释放，促进肾上腺皮质细胞增生；

## 知识小链接

### 肾上腺

肾上腺是人体相当重要的内分泌器官，由于位于两侧肾脏的上方，故名肾上腺。肾上腺左右各一，位于肾的上方，共同为肾筋膜和脂肪组织所包裹。左肾上腺呈半月形，右肾上腺为三角形。其主要功能为通过合成皮质类固醇和邻苯二酚胺（例如皮质醇和肾上腺素）来调控身体对压力产生的反应。

卵泡刺激素：促进男子睾丸产生精子，女子卵巢生产卵子；

黄体生成素：促进男子睾丸制造睾丸酮，女子卵巢制造雌激素、孕激素，帮助排卵；

黑色素细胞刺激素：控制黑色素细胞，促进黑色素合成；

抗利尿激素：管理肾脏排尿量多少，升高血压；

催产素：促进子宫收缩，有助于分娩。

# 脑的功能

　　大脑主要包括左、右大脑半球，是中枢神经系统的最高级部分。通过研究，科学家发现大脑左、右半球的功能各有侧重点。大脑左半球的功能有：语言、平衡、免疫、概念、行动、分析、逻辑推理等。大脑右半球的功能有：图像、音乐、绘画、空间几何、想象、综合等。

## 🔍 脑的四大功能

简单地说，脑有四大功能：感觉、运动、调节（适应）、高级功能。感觉功能是指外界各种刺激传入到脑的过程。运动功能是指脑和脊髓把指令传出到肌肉及内脏，使机体发生运动的过程。调节（适应）功能是指脑保持个体生存和种族繁衍。高级功能是指认知、注意、学习、记忆、语言、思维等。

所谓脑的四大功能，仅仅是一种比较合理的大致区分。感觉功能依赖于身体的各种感受器，感受环境中的变化，然后传到脑，这似乎很理所当然。但是被感觉到的外部刺激怎样转变为人的知觉，其实也是一种高级功能。运动功能是依靠骨骼肌、平滑肌及分泌腺来实现的。在体内，通过反射的方式影响运动，这些都很容易被理解为是神经系统的运动功能。

### 📎 知识小链接

#### 平滑肌

平滑肌即无纹肌的通称，被视为较横纹肌原始的一种肌肉。平滑肌除作为无脊椎动物的躯体肌而有广泛分布外，脊椎动物除心肌之外的大部分内脏肌也是由平滑肌组成的。多数的平滑肌是由长纺锤形的单核细胞构成的，它不构成独立的器官，而只是成为构成体壁和内脏壁的因素。

# ◆ 脑的神经传导径

脑的基本功能是传导与处理信息。因此，脑内各部分之间，以及脑和脊髓之间必须传送与交换信息。脑内有许多上下、左右、或长或短的相互联络的传导通路，它们是由脑内各种传导径神经元的轴突汇集成束后形成的，其功能即传导信息。运动传导径是由脑的高级中枢向低级中枢发出的传导径，也称下行通路，它的任务是发出脑的各种指令；感觉传导径是由感受器（感觉器官）到大脑皮层相应感觉区的传导径，它的任务是将各种信息传向脑。传导径的命名原则是把发出的部位放在前面，把接受的部位放在后面。例如脊髓丘脑束，表示从脊髓传向丘脑，所以称为感觉传导径；皮层脊髓束，表示从大脑皮层走向脊髓，称为运动传导径。左、右脑两半球之间也有传导径，最有名的是胼胝体。此外，还有许多短的传导径。

**基本小知识**

### 脊　髓

脊髓是人和脊椎动物中枢神经系统的一部分，在椎管里面，上端连接延髓，两旁发出成对的神经，分布到四肢、体壁和内脏。脊髓的内部有一个 H 形灰色神经组织，主要由神经细胞构成。脊髓是周围神经与脑之间的通路，也是许多简单反射活动的低级中枢。脊髓严重损伤可引起下肢瘫痪、大小便失禁等。

脑与全身各器官的信息交往是通过颅神经和脊神经分别将信息传入脑或离开脑而完成的；脑与全身各内脏器官的信息交往是通过自主神经（植物）

额叶
胼胝体
丘脑
下丘脑
垂体
颞叶

顶叶
枕叶
中脑
小脑
脑桥
延髓

**脑的纵剖面**

来完成的。头部及全身的信息通过感觉神经传入到脑和脊髓；脑要发动任何动作、作出行为反应以调节躯体及内脏功能必须通过运动神经发出指令，指挥全身各器官。

颅神经中除嗅神经外，其他均自脑干发出。颅神经是脑接受感觉信息传入脑和发放运动指令离开脑的途径，有的是纯运动的，有的是纯感觉的，也有的是感觉与运动混合的。人的脊神经中均含有传入（感觉）和传出（运动）成分。

就单细胞生物，甚至低等的多细胞生物而言，每个细胞都可能直接与环境相接触。环境的变化可以直接作用到细胞，细胞的活动也可以直接影响环境。但是对于高等动物，特别是我们人这样由无数细胞、许多组织与系统所组成的复杂生物，它需要在体内各部之间，身体与环境之间进行信息的交流与传播，以便身体能够恰如其分地适应环境的变化，于是出现了神经系统。

**拓展阅读**

**单细胞生物**

单细胞生物只由单个细胞组成，而且经常会聚集成为细胞集落。单细胞生物包括所有古细菌、真细菌和很多原生生物。第一个单细胞生物出现在35亿年前。单细胞生物在整个动物界中属最低等最原始的动物。单细胞生物虽然只由一个细胞构成，但也能完成营养、呼吸、排泄、运动、生殖和调节等生命活动。

# 脑的发育

　　从人类胚胎形成初期，大脑便开始了它的发育历程。人类出生时，人脑有近千亿个神经元，之后不再增加。4 岁时，人类脑的代谢达到高峰，随着传导通道被髓鞘包裹，通道增长，脑逐渐成熟，对能量的利用率也更有效。18 岁后人类大脑的脑组织会萎缩，但并不是大脑的发育停止了，而是大脑的能力不需要那么多组织了。

## ◧ 出生前的大脑发育

人类的神经系统属管状神经系统。在胚胎早期，由外胚层演化出神经管，它是整个神经系统发展的基础。神经管形成后约在胚胎第 4 周，其前端发育成为 3 个膨大的部分，即原始前脑、中脑及菱脑。胚胎约第 5 周时原始前脑又发育为端脑及间脑，中脑不变，菱脑发育为后脑和末脑，末脑与脊髓相连。

胚胎在 4 周左右时，前褶隆起并向两侧扩展形成视沟，以后发育为视凹陷，将来演变为视网膜及视神经。胚胎在第 5 周左右，前脑已发育为端脑（大脑半球）及间脑。端脑由两个外侧突起（大脑泡）和连接两侧大脑泡的中间区域的终板所组成。大脑泡的基部壁较厚，将来发育为纹状体，其余部分的壁较薄，将来发育为大脑皮层。终板发育成大脑联合，连接两侧大脑半球。两侧大脑半球均有侧脑室，经过室间孔与第三脑室相联。大脑的前极向前发展为额叶，后极向尾—腹外侧方向卷曲形成颞叶，以后陆续出现脑岛、枕叶和顶叶。由于大脑表面的皮层生长速度较深层的白质迅速，因而皮层出现皱褶，此即大脑皮层上的沟和回。胎儿约 6 个月时大脑表面已可见到一些沟及回。胎儿约 7 个月时脑沟、脑回的模样已较清楚。出生后 6 个月大脑皮质才分化为明显的 6 层细胞，但分化完成要到儿童期。侧脑室及脉络丛也由前脑发育而成。

间脑由丘脑上部、丘脑及丘脑下部组成。丘脑上部将来发育为松果体和后联合、僵核。丘脑处含有大量的神经细胞（丘脑核团），包括内、外侧膝状体。丘脑下部将来发育为视交叉、灰结节、乳头体等。

胚胎第 4 周左右时仅有一个节段为中脑，5 周左右时已有顶盖及大脑脚盖组织，随之伴有动眼神经及滑车神经纤维，可见位于大脑脚盖外的脑神经核，之后又可见上丘及下丘组织。胎儿 3 个月末，红核已很明显。中脑以后发育成为动眼神经核及滑车神经核、动眼神经副核（Edinger-Westphal 核）核及一些长束（如皮质脊髓束、皮质延髓束及皮质桥脑束等），还发育成上丘、下丘、黑质、红核及中脑网状结构等。中脑的脑室腔发育成为中脑水管。

## 知识小链接

### 胚 胎

胚胎是指雄性生殖细胞和雌性生殖细胞结合成为合子之后，经过多次细胞分裂和细胞分化后形成的有发育成生物成体的能力的雏体。有性繁殖的生物体里，一旦精子使卵子受孕，卵子就变成受精卵，并同时拥有精子和卵子的 DNA。植物、动物、部分原生物中，受精卵会自发细胞分裂，并形成一个多细胞的生物体。胚胎指的就是这个发展形成过程的最初阶段，从受精卵开始第一次分裂，到下一阶段发展开始前。

菱脑的发育较为复杂，开始时仅有 7 个神经节段，胎儿第 5 周时菱脑发育成为后脑及末脑。末脑发育为延髓及延髓中的运动及感觉神经核，如舌下神经核、疑核、迷走神经背核和下涎核、孤束核、三叉神经脊束核、前庭及蜗神经核、网状结构核、楔束核、薄束核以及上、下行的神经纤维，使灰质和白质混杂构成网状结构。在后脑的背部发育成为小脑，腹部发育为脑桥。

脑桥的背部，即被盖，在发育的过程中逐渐形成许多神经核，包括展神经核、三叉神经运动核、面神经核、上涎核、脑桥网状结构核、前庭－蜗神经核、三叉神经感觉核和孤束核等。脑桥的腹部即脑桥的基底，有上行、下行及终止于此处的神经纤维。

小脑起始于后脑翼板背外侧增厚的菱唇，以后发育成为小脑板。小脑板分为脑室内部和脑室外部，脑室内部突入第四脑室，脑室外部在表面膨突，迅速增大，组成小脑的大部。至胎儿第 4 个月末，小脑皮质发育加快，陆续出现小叶和裂。

# 出生后的大脑发育

## ◎ 脑重量

自妊娠中期开始到出生后 18 个月脑重量增加迅速，此后增重速度减慢。新生儿脑重 370 ~ 390 克，6 个月时约 700 克，1 岁时约 950 克，3 岁时约 1140 克，10 岁时约 1350 克，成人脑重量约为 1710 克。人的脑重量存在较大的个体差异。出生后脑重量及体积的增加，主要是神经元的树状突和轴突数目不断增多，以及少枝胶质细胞分裂旺盛的结果。

## ◎ 脑细胞密度

脑细胞密度，是以每一个显微镜视野内的神经细胞数目，或单位脑重量中 DNA 的量来表达的。前脑的细胞密度随着胎龄的增加而下降。这是由于细胞内物质及细胞外髓鞘的增加比细胞数增加快造成稀释所致，所以出生后前脑细胞密度改变不多。小脑细胞密度恰与前脑相反，随着胎龄的增加而增加，并持续至出生后的第一年。

## ◎ 脑细胞总数

通过测定脑内总 DNA 含量，可反映脑内细胞总数。小脑细胞总数增加的速度比前脑及脑干更为迅速，到出生后 15 个月时小脑细胞的总数已达到成人的数目，而前脑及脑干部位的细胞总数仅为成人总数的 65%。小脑的迅速增长可由髓鞘形成的速度及小脑重量的增加反映出来。小脑发育的成熟与生长发育阶段较早出现平衡的功能是一致的。

## ◎ 生化成分的改变

人脑中的水分与其他正在发育的组织一样，随着发育趋向成熟逐渐下降。与此同时，脑组织中的脂肪含量逐渐增加。

## ◎ 髓鞘形成

4岁之前髓鞘已大部分形成。由于4岁以前髓鞘发育尚未最后完成，因此4岁以下的婴幼儿对外来刺激反应较慢，并易于泛化。

脑的发育如前述，但在整个发育的过程中有两个重要的阶段：第一阶段为神经细胞迅速增殖阶段，决定以后神经细胞的数目；第二阶段为脑迅速增重阶段，包括神经细胞树状突分支形成，神经细胞突触的连接及髓鞘化，这一阶段持续时间较长。出生之后神经系统继续发育，脑重量迅速增加，头围迅速增大。

脑发育受到内外环境的影响。

## ◎ 遗传的影响

人的基因异常或染色体异常均可导致脑发育异常。例如，苯丙酮尿症就是一种因基因缺陷导致的大脑发育异常。患者的酶系统存在问题，排出的尿液气味、颜色均异于常人，可导致智力缺陷。如能早期发现，喂食特殊的食物，可以扭转。唐氏综合征是一种严重的智力落后疾病，这是由于患者的第21对染色体多出一条造成的。患者一般智力严重低下，而且缺乏学习能力。

## ◎胎内感染

孕妇患感染性疾病时，病原体可以通过胎盘而使胎儿感染。如胎内的病毒感染引起的脑炎，常有神经组织的破坏，严重者有细胞的分解及局灶性坏死。各种病原体对神经细胞的影响并不相同。例如，肠道病毒及巨细胞包涵体病毒主要影响正在分裂的神经细胞，以脑室周围及肢带皮层区最为明显；风疹病毒则抑制全身各种细胞的分裂及生长。因此除神经系统受到影响外，还有宫内生长迟缓的危险。

病原体对中枢神经系统的影响，与胎内感染发生的妊娠时期，以及胎儿和母体的免疫情况有关。如弓形体原虫、巨细胞包涵体病毒、风疹病毒的感染，若发生在妊娠初期的 3 个月，则损害严重。胎儿 4 个月前被梅毒螺旋体感染，中枢神经系统不会出现炎症现象，如果 4 个月以后感染，由于血管受累、阻塞，会出现局灶性脑损害，加上免疫反应的破坏，更加重了中枢神经系统的损害。

## ◎营养不良的影响

营养不良对脑发育的影响程度，取决于营养不良发生的阶段、程度、持续的时间以及纠正的速度。如果营养不良发生在脑发育的关键阶段（如胚胎第 10～18 周），以及妊娠的最后 3 个月至生后的 24 个月内，且持续时间较长，又不能及时纠正，则对脑发育所造成的后果是严重的。例如，胎儿出生后 6 个月内出现严重的营养不良，不仅影响胎儿的体格发育，其心理的发展也会落后。即使补充营养，体重恢复正常，但神经的发育障碍已不可逆转。

各种维生素及微量元素的缺乏，对神经系统的发育也有影响。有报道表明，孕妇缺乏维生素 A 者，生育的孩子中出现小头畸形、无眼及失明者较多。维生素 $B_6$ 缺乏的新生儿，常于出生后不久出现反复的抽搐及脑内代谢障碍，将来可能发生智能发育落后。孕妇妊娠早期缺乏叶酸可造成胎儿神经管畸形。孕妇缺铜可导致肠道运转铜发生障碍，分娩的新生儿头小，会发生智能及运动障碍和局灶性的大脑及小脑退行性变。缺锌的地区，如伊朗及埃及的某些偏僻的农村，无脑儿的发生率高达 0.78%。缺碘严重可造成呆小病，患者身材矮小，智力功能严重受损。据 1992 年统计，我国许多地区居民存在着程度不一的缺碘，全国有地方性甲状腺病人 700 多万，地方性甲状腺功能减低症病人近 20 万，亚克汀病病人 800 多万。我国积极推广碘盐的意义即在于此。

缺氧、缺血的影响往往同时存在。多发生在围产期早产儿，引起新生儿缺血缺氧性脑病，使脑组织发生水肿、软化、坏死、出血等病理改变。引起的原因往往为早产、宫内压迫和新生儿窒息以及出生后的疾病（主要为呼吸系统和循环系统疾病）。

不同胎龄新生儿脑成熟的部位不同，对缺氧、缺血的易感程度亦不同。对早产儿而言，易感区在脑室管膜下的生发层，该区细胞多，血管丰富，代谢率高，需氧量多，对缺氧比较敏感。胎龄处于 32～34 周后，该处活跃的神经细胞移行至大脑皮质，生发层渐渐由白质代替。所以当早产儿有严重的呼吸困难和循环障碍（如低血压）时，该处首先受累，组织坏死、软化，继而产生星形细胞及小胶质细胞增生，影响以后神经细胞的移行。

足月儿的大脑因大脑皮层活跃细胞的移入而成为敏感区。此时大脑皮质已分层，以第 2 和第 3 层细胞对缺氧、缺血最为敏感。另外，大脑顶、额部接近的矢状缝旁部位是大脑前、中、后动脉末梢交界的边缘区，亦是足月儿缺氧、缺血的敏感区。

## ◎ 疾病影响

患有糖尿病的孕妇所生育的婴儿，先天性畸形的发生率较正常者高出

2~6倍。

甲状腺功能亢进的孕妇所生育的婴儿，小脑畸形的发生率比正常者高13倍。孕妇患苯丙酮尿症未经治疗，分娩出的婴儿虽然血中苯丙氨酸的值正常，但该婴儿的智力发育差，这是由于妊娠时孕妇血液中高浓度的苯丙氨酸可以通过胎盘进入胎血。

新生儿出生后的疾病，尤其是神经系统的感染性疾病、各种病因引起的脑病及脑外伤，会留有不同程度的后遗症，引起智能迟缓。小儿癫痫反复发作而不予及时治疗亦会影响智力发展。

**广角镜**

## 苯丙酮尿症

苯丙酮尿症是一种遗传代谢病。它是由于体内苯丙氨酸羟化酶活性降低或其辅酶四氢生物喋呤缺乏，导致苯丙氨酸向酪氨酸代谢受阻，血液和组织中苯丙氨酸浓度增高，尿中苯丙酮酸、苯乙酸和苯乳酸显著增加，故称"苯丙酮尿症"。该病影响患者的大脑发育，引起患者智力障碍和癫痫，并使患者出现皮肤白化、头发变黄、尿液有鼠臭味等症状。

### ◎ 药物影响

孕妇妊娠期用药，尤其在最初3个月，对胎儿的影响较大。如放射性碘可以破坏胎儿的甲状腺，引起胎儿甲状腺功能不足，影响神经系统的发育。孕妇慢性酒精中毒可引起胎儿小脑畸形，胎儿娩出后有44%~89%智能低下。孕妇长期服用糖皮质激素类药物，除出现胎儿宫内生长不良、早产外，无脑儿及胎儿脑积水的发生率也较高。妊娠3个月内服用利眠宁者，胎儿畸形的发生率为11%~12%，有智能迟缓、脑性瘫痪、耳聋及小脑畸形等。链霉素、庆大霉素、卡那霉素等对胎儿的前庭蜗神经有影响。小儿出生后长期应用上述药物，亦有类似的影响。

## 链霉素

　　链霉素是一种氨基葡萄糖型抗生素，分子式为：$C_{21}H_{39}N_7O_{12}$。它是从链霉菌中析离得到，是继青霉素后第二个生产并用于临床的抗生素。链霉素是从革兰氏阳性的放线菌灰色链霉菌培养液中分离出来的抗生素，也是第一种应用于治疗肺结核的抗生素。其硫酸盐为白色或微黄色粉末或结晶，易溶于水，性较稳定。

## ◎ 环境影响

　　放射线的照射除在妊娠早期可以杀伤分裂较快的神经细胞，影响神经细胞的增殖及移行外，还可以对染色体产生不良影响。日本广岛原子弹爆炸后，其中心地区妊娠妇女所分娩的婴儿中，中枢神经系统畸形（包括小脑畸形）较多，这是最明显的例子。所以孕妇在怀孕期间不能随便接受 X 光检查，特别在怀孕的早期应禁止 X 光照射。

　　环境受到铅污染后，儿童血铅含量升高会导致智力的下降，如果血铅水平超过一定限度，对智力发展会产生不可回逆的损害。

# 神经系统

　　神经系统是人体内起主导作用的功能调节系统。它由脑、脊髓、脑神经、脊神经和植物性神经，以及各种神经节组成。神经系统调节和控制其他各系统的功能活动，使机体成为一个完整的统一体。它通过调整机体功能活动，使机体适应不断变化的外界环境，维持机体与外界环境的平衡。人类在长期的进化发展过程中，神经系统特别是大脑皮质得到了高度的发展，产生了语言和思维。人类不仅能被动地适应外界环境的变化，而且能主动地认识客观世界，改造客观世界，使客观世界为人类服务，这是人类神经系统最重要的特点。

## 神经元

神经元结构示意图

经过漫长的进化发展过程，地球上的大多数动物群体都具有了神经系统。从低等动物到高等动物再到人类，其神经系统都由神经细胞和神经胶质细胞构成。到目前为止，我们发现神经系统的结构和功能单位是神经细胞。神经细胞也称为神经元。较低等的动物，如海兔的神经系统只有几千个神经元，而人的大脑有近百亿个神经元。一般来说，越是高等的动物，其神经元的数量越多。

神经元的大小和形状千差万别。从细胞体的大小来说，其范围为3微米～155微米。其细胞体的形状有圆球状、椭球状、锥体状等；如果加上突起，则形状更为特殊。有的神经元没有突起或突起很短，也有的神经元的突起很长。

形体各异的神经元

# ▶ 突　起

神经元的结构一般可分为两部分，一部分称为胞体，另一部分称为突起。突起又分为树突和轴突。

## ◎ 树　突

树突是胞体向外生长的树状突起，其内容物和胞体大致相同。树突的基部较宽，向外生长时反复分支和不断变细，一般较短。在树突的小分支上有大量的细刺状突起，称为"棘"，是和其他神经元具有机能性连接的部位。一个神经元的胞体可发出许多树突。

树突接受其他神经元传来的信息，在胞体综合后，由轴突传向下一级神经元。目前我们知道信息也可以在树突这一层次进行传递，即由树突接受信息，然后从树突传出，而不必从轴突或胞体传出。作为接受信息的树突终末，在许多感觉器官中会和特化的结构相结合，组成感受器。

树　突

神经元树突树的精细结构很好地反映了它与其他神经元形成突触连接的复杂性。脑的功能依赖于高度精确的突触连接，它们在胎儿期形成，并在婴儿期与孩童早期进一步完善。但是这种复杂的发育过程极易受到破坏。大脑发育受损后会引起认知功能低下，从而影响适应性行为。

标准化测试表明：普通人群的智力水平按高斯曲线分布。根据惯例，将智商平均值设为100，约2/3的人在平均值±15的范围内（一个标准偏差），大多数的人在平均值±30的范围内（两个标准偏差）。智商低于70且认知缺陷，不能根据周围生活环境调节行为，就是智障。

产生智障的原因很多，最严重的是由遗传疾病导致，如苯丙酮尿症（PKU）。其基本的病因为肝脏中缺乏代谢饮食中苯丙氨酸的酶。出生时患有苯丙酮尿症的婴儿脑与血液中的苯丙氨酸浓度过高，如果不及时治疗就会阻碍脑的发育，导致严重智障。另一个例子是唐氏综合征，胎儿21号染色体多一条拷贝，干扰了脑发育过程中正常基因的表达，造成智障。

### 知识小链接

#### 苯丙氨酸

苯丙氨酸，是20种常见氨基酸的一种，在室温下为粉末状固体。它是一种必需氨基酸，因为分子一端的苯环具有疏水性，所以苯丙氨酸被分类为非极性分子。人体无法自行合成苯丙氨酸，必须从饮食中摄取，一般由植物生成苯丙氨酸。

智障的第二种原因是怀孕和分娩过程中的意外。例如母亲在分娩时感染风疹，产生窒息。智障的第三种原因是怀孕过程中缺乏营养。例如胎儿酒精综合征，即因母亲酗酒，在怀孕期间饮食不正常，且酒精也对胎儿产生影响，导致孩子发育异常。第四种原因是最普遍的，即单调环境的影响，如婴儿时期缺乏营养、缺乏社交等。

有些智障病人有明显的身体表现（如生长缓慢，头、手、身体的结构异常），但大多智障病人只有行为症状。这些人的大脑粗看很正常，那么是什么样的脑结构变化造成他们有严重的认知缺陷呢？20世纪70年代，科学家们发现了重要的线索。他们用高尔基染色法研究智障儿童的脑，发现其神经元的树突结构发生了明显的改变。智障儿童的树突上少了很多树突棘，而仅有的少量树突棘又异常细长。进一步观察发现，树突棘改变的程度与智力迟钝的程度成正相关。

树突棘是突触输入的重要位点。有科学家指出：智障儿童的树突棘与正常胎儿的树突棘非常相似，而智障是由于脑在发育过程中正常的神经环路没有形成。这一开创性结果发表后 30 年来已被确定。正常突触的发育（包括树突棘的成熟）主要依赖于婴儿和儿童早期的环境。在发育早期的关键阶段，单调环境导致大脑环路的严重改变。目前我们知道，这种改变如果及时干预是可以逆转的。

## ◎ 轴 突

神经元的胞体只发出一根轴突，胞体发出轴突的部位称为轴丘。轴丘是动作电位产生的部位。刚从胞体发出的轴突无髓鞘包裹，随后整个轴突都由髓鞘所包裹。在中枢神经系统中，髓鞘是由少突胶质细胞形成。在周围神经系统中，髓鞘是由施万细胞形成。

## ◎ 轴突的特点

轴突区别于胞体的两个显著特点是：

①轴突不含粗面即内质网，仅有少量的游离核糖体；

②轴突膜的蛋白质组成基本不同于胞体膜。

这些结构上的差异导致了功能上的不同。由于轴突不含核糖体，因此也没有蛋白质合成。轴突内的所有蛋白质都必须来源于胞体。正是轴突膜上的不同蛋白质使得轴突能长距离传递信息。

轴突长度可短于 1 毫米，也可长于 1 米。在轴突的主干上，常可向直角方向发出侧支，称为轴突侧支。有时候，轴突侧支会返回产生轴突的同一细胞或邻近区域的神经细胞，形成反馈作用。例如脊髓前角的运动神经元的轴突发出动作电位来支配肌肉运动。同时该轴突会发出侧支激活抑制性神经元，反过来抑制性神经元和该运动神经元形成突触连接，抑制该神经元的发放，从而保证肌肉运动的准确性，不会重复收缩。

轴突的粗细在全长是均匀一致的。轴突内的胞浆称为轴浆，它与胞体的神经浆相连，存在着双向流动，称为轴浆流，起着物质运输的作用。由于在轴突中不存在尼氏小体，所以不能合成蛋白质。新的蛋白质将由胞体合成，再向轴突方向运输。而轴突的代谢产物，则由轴突向胞体方向运送。

**轴 突**

轴突的末端脱去髓鞘后反复分支。每一个分支的末端膨大，称为突触前终末，这是神经元之间传递信息的装置。突触前终末和另一个细胞相接触（可以和树突或胞体等）的部位，称为突触。发出信息的神经元称为突触前细胞，而接受信息的神经元称为突触后细胞。突触前细胞和突触后细胞之间存在突触间隙。

与其他脊椎动物相比，哺乳动物在很多方面如计算能力和行为适应性变化，远远优于水生动物（如鱼、两栖类）。然而有趣的是，鱼和青蛙具有另一个优势——成年动物的中枢神经系统（CNS）受损断裂后，轴突具有再生功能。如青蛙的视神经被切断后，能重新长好（视神经属于中枢神经系统，其外面包裹三层膜，类同于脊髓和脑外面的三层膜）。而人的视神经被切断，将会永远失明。当然，我们的 CNS 轴突在发育早期也很长，但出生后不久发生了一些变化，使 CNS（特别是白质）形成了不利于轴突生长的环境。

当轴突被切断后，其远端部分由于与胞体分离逐渐退化，而近端部分的切割顶端通过产生生长锥而继续延伸。在成年哺乳动物的 CNS 中，这种生长被异常中断。但在哺乳动物外周神经系统（PNS）中就不完全如此。外周神经被切割后，随着时间的推移，失去神经的皮肤感觉功能最终会恢复过来。这是因为 PNS 轴突能远距离再生。

令人惊奇的是，哺乳动物 PNS 和 CNS 之间的这种巨大差异并非在于神经元本身。PNS 背根神经节细胞的轴突在外周神经中能够很好地再生，但若处于背角 CNS 环境中，则停止生长。相反，如果 CNS 的运动神经元轴突在外周神经中被切断，它能重新生长至靶位。如果在 CNS 中被切断，则无法再生。因此，CNS 和 PNS 之间的差异在于两者的环境不同。

中枢和外周神经有什么不同的地方，使得它们能够生长或不能生长？其中一点差异就在于形成髓鞘的胶质细胞：CNS 中为少突胶质细胞，而外周神经轴突是施万细胞。实验表明，组织培养的 CNS 神经元沿着由施万细胞而不是由非 CNS 的少突胶质细胞所提供的底物延伸出轴突。

形成哺乳动物大脑的最后步骤之一，是将新生轴突包裹入髓鞘。这对于提高动作电位的传导速率非常有利，但却要为之付出极大的代价——轴突受损后生长被抑制。20 世纪，神经科学家不得不接受成年 CNS 缺乏轴突再生功能这一令人沮丧的生命现象。然而，最近发现了具有刺激或抑制 CNS 轴突生长的分子，为 CNS 疾病的治疗提供了希望，这些分子可用于促进受损病人脑和脊髓中轴突的再生。

## ◎ 神经元的分类

为了研究的方便，可以把神经元进行分类，神经元的分类有多种方法。

一种分类法是按照突起的数量来分。神经元胞体的形状和突起的长短、数量是多种多样的。我们根据神经元突起的数目将神经元分为单极神经元、双极神经元和多极神经元三种。单极神经元或称假单极神经元，从胞体只伸出一根突起，突起离开胞体后不久再分为轴突（中枢突）和树突（周围突），脊神经节中的细胞均属此类。树突接受外界的刺激信号，向胞体传送信息，轴突将神经冲动由胞体传出，传向下一级神经元。双极神经元多为梭形，从胞体的两端各发出一根突起，视网膜中的双极神经细胞属于此类。多极神经元是由胞体发出两根以上的突起，其中一根为轴突，长而细，其余的为树突，而且一根树突又有许多分支，中枢神经系统内的神经元多属此类。

另一种形态分类法是按照轴突的长短，把神经元分为高尔基Ⅰ型和高尔基Ⅱ型。前者轴突细长，连接范围较广的神经元；后者轴突甚短，仅与邻近的神经元连接。此外还有一些特殊的神经元，如无足细胞没有明显的轴突，存在于视网膜等处。

还可以按树突的特点分类。神经元之间，树突树变化范围很大。一些细胞有非常优雅的名字，比如"双花束细胞"。其他的名字则没那么有趣，比如"n细胞"。大脑中特定部分神经元的分类是独特的。例如，在大脑皮层（紧贴大脑表面下的结构）有两大类神经元：锥体细胞（金字塔形）和星形细胞（星状）。另一种区分神经元的简单方法是根据它们的树突是否有棘。有棘的叫做棘状神经元，没有的叫做无棘神经元，闰绍氏细胞为兴奋性神经元。按照树突特点的分类方法是互相重叠的。例如，在大脑皮层，所有的锥体细胞都是棘状的，而星形细胞可以是棘状的，也可以是无棘的。

神经元又可按照功能分为感觉神经元、中间神经元和运动神经元。脑、脊神经节，脊髓和脑干感觉核中的神经元为感觉神经元；大脑皮质的锥体细胞、脑干运动核和脊髓前柱等处的神经元为运动神经元；而脑内大多数的神经元只和其他神经元建立连接，体积较小的称为中间神经元，如丘脑、脊髓后柱的一些神经元。

此外，还可以根据神经元的作用分为兴奋性神经元和抑制性神经元。如脊髓前角内的躯体运动神经元为兴奋性神经元。根据神经元释放的递质不同可将神经元分为胆碱能神经元、肾上腺素能神经元、多巴胺神经元、羟色胺神经元等。

## ◆ 神经胶质细胞

　　中枢神经系统中存在着大量的非神经元，即神经胶质细胞。在哺乳动物的大脑中，神经胶质细胞的数量为神经细胞的 10 ~ 50 倍。它们在中枢神经系统内部构成部分实质，并衬在脑室系统的壁上。在周围神经系统，它们是包裹神经纤维的施万细胞及感觉上皮的支持细胞。神经胶质细胞的体积一般比神经细胞小，虽然其数量巨大，但其总的体积只占脑体积的一半。人们对胶质细胞从形态、结构、

星状胶质细胞

少突胶质细胞

小胶质细胞　　室管膜细胞

**神经胶质细胞**

功能和电生理特性等方面进行了大量的研究。在普通染色的标本上，只能看到它们的细胞核，用银镀法可见细胞突起。神经胶质细胞分为星状胶质细胞、少突胶质细胞、小胶质细胞、室管膜胶质细胞等。

## ◎ 星状胶质细胞

星状胶质细胞是胶质细胞中体积最大的细胞，呈星状，其突起呈树枝状，不分树突和轴突。突起的末端膨大，包裹在脑毛细血管的表面，称为血管周足（也称脚板）。而其他的突起则附于神经细胞的胞体和树突上。脑毛细血管表面大部分被血管周足所包绕，这些解剖结构被认为可能是脑屏障的结构基础。根据胞浆内原纤维量的多少，星状胶质细胞分为原浆性及纤维性两种。前者有很多分支的粗突起，胞浆内原纤维较少，核颜色略浅，主要分布在灰质，常沿神经元的胞体排列，并以突起包绕神经元的胞体。后者有较少分支的细长突起，胞浆内原纤维多，核染色较深，主要分布在白质。在脑或脊髓的灰质和白质邻接地区，有混合型的原浆纤维性星状胶质细胞，延伸到白质中的突起为纤维性的，而到灰质中的突起是原浆性的。

## ◎ 少突胶质细胞

少突胶质细胞因突起少而得名，分布在灰、白质中。在白质神经纤维束间的少突胶质细胞称束间细胞，常在纤维束间排列成行。在胎儿及新生儿中，此种细胞较多，它们包绕轴突形成髓鞘以后突起即迅速减少。位于灰质中的少突胶质细胞称为神经元周细胞，是卫星细胞之一，其突起紧贴神经元或靠近树突，在较大的神经细胞如大脑皮质的大锥体细胞旁较多。少突胶质细胞在中枢神经系统中包裹神经元的轴突形成髓鞘。有的轴突没有髓鞘，则被单层的少突胶质细胞所覆盖。

## ◎ 小胶质细胞

小胶质细胞体积最小，核呈长形或三角形，染色质均匀分布，着色较深。有少量细胞质，突起少且较粗短，有分支，其上有大量棘刺。此细胞常分散地广泛分布于脑和脊髓，但在灰质内居多。其突起伸入神经元间，也可延展到毛细血管表面，构成神经元和血管的卫星细胞。在侧脑室的室管膜下层，也有较多小胶质细胞。电镜观察发现细胞质中的内质网少，不含胶质微丝，故易与星状胶质细胞区别，但很难确切鉴别它们。有人认为它和少突胶质细胞可能是同一种细胞，由后者变异而来。在中枢神经系统损伤或炎症时该细胞增多。小胶质细胞的功能是当神经元发生病变时，如出现了髓鞘的变性时，则发挥吞噬作用，清除这些病变的细胞。

## ◎ 室管膜细胞

这种细胞衬在脑室系统及脊髓中央管的壁上，又称室管膜上皮细胞。室管膜细胞除具有支持作用外，在正中隆突及垂体柄处，还和向脑脊液中分泌或摄取、转运某些激素控制因子有关。在其他区域，细胞的基底面的短突起可以附着于血管壁，参与脑脊液和血液间的物质运输。

星状胶质细胞填充在神经元间，它的长突起附着在血管壁及软脑膜上，起着机械性的支架作用。小胶质细胞在正常动物脑中并不活跃，但是在炎症或变性过程中，它迅速增殖，迁移至损伤地区，细胞变圆变大，成为活跃的吞噬细胞。同时少突和星状胶质细胞也发生反应，体积膨大，胶质微丝明显，脚板膨大，溶酶体增多。

在脑组织中的大部分毛细血管的表面，都有星状胶质细胞的脚板与之紧密相贴，其间仅隔一层基膜。这样一方面可起着屏障作用，另一方面也可以转运某些代谢物质。目前已知在血管脚板上或基膜上有一些酶，它们对于向神经元运送糖原起着一定的维持作用。用放射自显术研究乌贼巨大轴突的实验结果表明，神经胶质细胞可以向神经元转移蛋白。最初结合在神经胶质细胞中的放射性氨基酸，以后却在神经元的轴突内发现。同时将核糖核酸酶注入轴浆，破坏轴突内的所有的核糖核酸，使它本身不能合成蛋白质，结果在轴突内仍然出现了标记的蛋白质，说明这种蛋白质并非在轴浆内合成，而是由神经胶质细胞转移而来。此外，发现转移过程和细胞外钙离子有关，这种现象在高等动物中也存在。

基本
小知识

### 氨基酸

氨基酸是构成蛋白质的基本单位，赋予蛋白质特定的分子结构形态，使他的分子具有生化活性。蛋白质是生物体内重要的活性分子，包括催化新陈代谢的酵素和酶。不同的氨基酸脱水缩合形成肽（蛋白质的原始片段），是蛋白质生成的前体。

在脑组织内，只有很少的细胞外间隙，有人认为从生理意义上讲，胶质细胞本身起着其他组织的细胞外间隙的作用。如神经元兴奋时释放出钾离子，这些离子马上被摄入胶质细胞内，使细胞外间隙的钾离子很快下降到原来的水平，为下一次兴奋做好准备。胶质细胞可以摄取及储藏邻近突触释放的递质，有时甚至可以将其同化，而将细胞外间隙中的递质除去。神经细胞兴奋时，可以引起附近的胶质细胞去极化，从而将其存储的递质重新释放，反作用于神经元。小胶质细胞具有分化、增殖、吞噬、迁移及分泌细胞因子的功能，被活化的小胶质细胞在神经系统中的免疫调节、组织修复及细胞损伤方面都起着重要的作用。

因研究方法的限制，许多学者曾经认为脑脊液内没有神经细胞。而后来由于有了先进

### 拓展阅读

#### 扫描电子显微镜

扫描电子显微镜，简称扫描电镜。原则上讲，是一种利用电子和物质的相互作用，获取被测样品本身的各种物理、化学性质的信息，如形貌、组成、晶体结构、电子结构和内部电场或磁场等等的电子显微镜。它能产生样品表面的高分辨率图象，且图象呈三维，扫描电子显微镜能被用来鉴定样品的表面结构。

的实验方法，如扫描电子显微镜和透射电镜等，人们大大扩展了对脑的认识。于是发现在脑室内，也同样存在神经细胞和它们的突起——树突和轴突。这些神经细胞沐浴在脑脊液中，就像在大海中游泳一样。它们被称为"接触脑脊液的神经元"。

在胚胎发育早期，所有的神经细胞，都是由神经管壁上的"神经母细胞"演变而来。当绝大多数神经细胞由神经管向外迁移，形成中枢神经系统的灰质时，有少量神经细胞仍然保留在原位，甚至脱入神经管腔内。这些神经细胞，后来就发育为"接触脑脊液的神经元"。

从种系发生来看，自鱼类开始就有了"接触脑脊液的神经元"；在爬行类动物，这种神经元最为发达。所以，人类存在"接触脑脊液的神经元"也就不足为怪了。

用电子显微镜观察，可以清楚地看到"接触脑脊液的神经元"细胞体的各种形态，有的是多角形的，有的是椭圆形的，还有的是锥形体的。可以看到神经细胞的树突和轴突，有的树突末端像菜花一样膨大；轴突细长，与脑室表面平行，像波浪似的行走。

将脑室的标本制成超薄切片。在透射电子显微镜下放大几十万倍进行观察，可以见到这些神经元的超微结构特征，甚至能看到"接触脑脊液的神经元"形成的突触。

应用免疫细胞化学方法，还可以显示出"接触脑脊液的神经元"含有肽类、胺类或氨基酸类递质。

"接触脑脊液的神经元"，一方面，可以接受脑脊液内化学的或物理性的刺激，例如鱼类的"接触脑脊液的神经元"就起着"侧线器"的作用，能接受鱼在游动时的刺激，有助于鱼维持在水中的平衡；另一方面，可以释放递质至脑脊液，再通过脑脊液对脑组织实现远距离调整，从而构成"脑——脑脊液神经体液回路"，维持神经系统内部的稳定性。

在医疗实践中，"接触脑脊液的神经元"也有重要的应用价值。由于脑组织的神经递质可以直接释放至脑脊液，于是，可以通过检测脑脊液中神经递质的含量，来对某些神经系统疾病进行诊断。

## 脊 髓

脊髓起源于胚胎时期神经管的后部，呈长管圆柱形，前后稍扁，外包被膜，与脊柱的弯曲一致。一般长40～50厘米。脊髓的末端变细，称为脊髓圆锥，向下延为细长的终丝，止于尾骨的背面。根据脊神经根出入范围分为31节：8个颈节，12个胸节，5个腰节，5个骶节和1个尾节。脊髓表面借前后两条正中沟分为左右对称的两半。前面为前正中裂，较深。后面为后正中沟，较浅。此外还有两对外侧沟，即前外侧沟和后外侧沟，是脊神经前根和后根进出的位置。

颈神经

脊神经后根

脊髓

胸神经

脊神经前根

脊神经

腰神经

骶神经

尾神经

**脊 髓**

在脊髓的各个节段中，内部结构的特点不尽相同，但总的特征是一致的，在脊髓的横切面上，中央管的周围是 H 形的灰质，外面是白质。每侧的灰质，前部扩大称为前角，后部称为后角。在胸髓和部分腰髓的前后角之间还有侧角。

脊髓灰质内含有大量大小不等的多极神经元。这些神经元依其轴突的分布大体有两类：一类是前角运动神经元和侧角神经元，其轴突组成前根；第

二类是其余的神经元，其轴突不出
中枢神经系统。侧角由中小型细胞
组成，在胸髓和上 2 ～ 3 节腰髓是
交感神经节前神经元胞体，而在骶
节中无侧角，但是前角基部相当于
侧角的部位是副交感神经的节前细
胞，发出纤维组成盆内脏神经。后
角细胞分群较多，在后角浅部有贯
穿脊髓全长的胶状质，在胶状质的
背方有后角边缘核，在胶状质的腹

脊质的细节视图

侧有后角固有核。在颈 8 到腰 2 节段，后角基部的内侧有边界明确的一团大
型细胞，称胸核（也称背核）。

　　脊髓的白质由许多神经纤维束组成。凡是起止、功能相同的一束纤维，
则给予一个名称为"某某束"。在白质中的一些纤维束，彼此间都有一定的重
叠。纤维束分为上行和下行两种。上行纤维束起自脊神经节的细胞或脊髓灰
质，并将各种感觉信号从脊髓传到大脑。下行纤维束起自脑的不同部位，止
于脊髓。上行纤维束主要有薄
束、楔束、脊髓丘脑束等。下
行纤维束主要有皮质脊髓束、
红核脊髓束、前庭脊髓束、顶
盖脊髓束、内侧纵束和网状脊
髓束等。

　　一般来说，脊髓是在大脑
的控制下完成其生理功能，但
是当脊髓与脑分离后，它仍可
完成一些简单的反射活动。

## 趣味点击　　牵张反射

　　牵张反射指肌肉在外力或自身的
其他肌肉收缩的作用下而受到牵拉时，
由于本身的感受器受到刺激，诱发同
一肌肉产生收缩的一类反射。有神经
支配的骨骼肌，如受到外力牵拉使其
伸长时，能引起受牵拉肌肉的收缩，
这种现象被称为牵张反射。

脊髓的主要功能是传导机能和反射机能。传导机能主要是通过上行和下行的纤维束把各种感觉如痛觉、触觉等传向脑的各级中枢。脊髓的反射机能主要有躯体反射，如牵张反射、屈肌反射、内脏反射、排尿反射及排便反射等。

### 神经核团

许多功能相同的神经元集聚在一起，就组成了"神经核团"。如果借助一种特殊结构的显微镜观察大脑中的神经核团，我们眼前出现的景象，就仿佛晴朗夏夜瑰丽的星空——在广袤无垠的夜空中，群星闪烁着璀璨的光芒。大大小小的星座，洒落在深蓝的天空，远近错落有致，熠熠发散出淡淡的柔光……

丘脑核团模式图

这些神经核团有大有小，在这样的核团里，有许多神经细胞的细胞体。

神经核团在信息传递的过程中，具有非常重要的作用。在这里，来往的神经信息，需要进行"交接"，把信息的"接力棒"一个接一个地传递下去。这时，神经核团就好像迎来送往的"中继站"。除了中继站的作用外，神经核团还是"整合"各种信息的核心，对来自各方面的信息进行整理、分析。我们经常说的"中枢"，就定位在许多不同的核团上。

人脑中有多少核团？至今无法加以完整的统计，因为这项研究工作做起来非常艰巨。但是，科学家们已经知道，它们并不是杂乱无章地分布的，而是按照一定的功能排列在一起：有的核团是感觉性的，有的核团是运动性的，更多的是处于感觉和运动之间的联络性核团。有时，功能或性质相同的神经核团，还像柱子一样整齐地排列起来。

例如，"下丘脑"是大脑高级中枢的"下属单位"，它管理着内脏的活动。于是在下丘脑中，就有管理摄食的"饱食中枢"，也有管理血压和水代谢的"视上核"和"室旁核"，还有管理"垂体前叶"内分泌活动的神经内分泌核团。

## ◑ 髓　鞘

大家知道，电线的外面，必须有一层用橡胶或塑料做成的绝缘层包裹，否则，人们一不留心接触了裸露的电线，就有触电的危险。传导神经冲动的神经纤维也像电线一样，外面需要"绝缘层"的保护。因为神经冲动实际上是一种电位变化的传导，但这些绝缘层不

髓鞘（中间段）

是橡胶、塑料之类的物质，而是由神经胶质细胞形成的"髓鞘"。髓鞘的主要成分是含有脂类和蛋白质的"髓磷脂"。在周围神经系统，髓磷脂是由神经膜细胞产生的；但在中枢神经系统，它们由"少突胶质细胞"产生。

神经细胞的突起由轴突和树突两部分组成。生活在轴突附近的神经胶质细胞，它们的细胞浆向外扩展，将轴突反复缠绕。于是，在轴突的外面就形

成了一层一层的结构，这就是"髓鞘"。这样的神经纤维，被称为"有髓神经纤维"。

"有髓神经纤维"的外形像水中白白的莲藕，有的部位很粗，有的部位较细，形成一个个藕节。有髓神经纤维也仿佛如此。细窄的部位，称为"郎飞结"（"郎飞"是一位神经科学家的名字）。在郎飞结，神经纤维是裸露的，外边没有髓鞘包裹。郎飞结与郎飞结之间，称为"结间段"。各个胶质细胞形成的髓鞘不一样，故结间段的长短也不同。一般说来，轴突越粗，结间段越长，髓鞘也就越厚。

十分有趣的是，电位在神经纤维上的传导，是沿着郎飞结进行"跳跃式"的传导。

由于粗纤维上的结间段较长，所以粗纤维的传导速度比细纤维快，相邻的神经纤维之间不会互相干扰。

神经冲动在最粗的神经纤维上传导，速度可以达到每秒 120 米，这是神经传导的"高速公路"。

髓鞘的存在，不仅有助于神经冲动的传导，而且在神经再生中也具有重要的意义。当切断周围神经以后，断端近侧的神经轴突周围，就有神经膜细胞分裂增生，形成髓鞘管道，引导轴突再生，一直到被切断的神经的末端。

有一种神经系统的疾病，称为"多发性硬化"，就是在致病因素的作用下，将神经细胞外的髓鞘破坏，像脱掉衣服一样，于是会出现一系列症状。

## 神经节

我们知道中枢神经系统内的神经核团，是由神经元的细胞体聚集在一起形成的灰质核团（在大脑、小脑表面的灰质称为"皮质"）。下面我们将要介绍的是在周围神经系统发生的情况。

在周围神经系统，神经元的细胞体聚集在一起，就称为"神经节"。这种节状的神经结构在许多低等动物中出现。所以说，神经节是动物在种系发生过程中节状细胞系阶段的体现。

在感觉性神经，神经节位于脑神经和脊神经上。在神经节内，神经元的胞体发出"周围突"到每一种感受器上，接受各种刺激；发出"中枢突"通向脑和脊髓，将感受器接受到的信息传递给中枢神经。

而在运动性神经，神经节位于交感神经和副交感神经的通路上。交感神经或副交感神经有一个特点，在由中枢通往效应器的途中，中间需要一个"驿站"传递。也就是说，在传递信息的过程中，必须经过两个神经元的传递。第一个神经元的胞体位于中枢内，称为"节前神经元"；第二个是"节后神经元"，胞体位于中枢以外，它们聚集在一起形成"交感神经节"或"副交感神经节"。节前神经元的末梢与节后神经元的胞体，在神经节内相

神经节苷脂———
神经节———
———神经节

**神经节结构图**

**拓展阅读**

### 交感神经

交感神经是植物性神经的一部分。由中枢部、交感干、神经节、神经和神经丛组成。中枢部位于脊髓胸段全长及腰髓 1～3 节段的灰质侧角。交感干位于脊柱两侧，由交感干神经节和节间支连接而成，可分颈、胸、腰、骶和尾 5 部分，调节心脏及其他内脏器官的活动。交感神经的活动主要保证人体紧张状态时的生理需要。

互以"突触"的形式进行联系，交换信息。于是，大家可以看到，就像过河需要桥梁、出门在外离不开旅馆一样，信息在感受器——中枢——效应器之间的传递，离不开神经节这一"桥梁"和"驿站"。神经节成为感受器——中枢——效应器所形成的反射弧中的重要一环。

有一点应当知道，由中枢发出通往肌肉等躯体效应器的路途中，中间只需要一个神经元；而通向胃肠等内脏的路途中，则需要两个神经元。

比如，在治疗一种面部非常疼痛的疾病——顽固性三叉神经痛时，医生就将局部麻醉剂注射到三叉神经节，这样，疼痛的信息在传递的过程中就被"拦截"住，疼痛不能传递到中枢，于是也就缓解了病人的疼痛。又如，有一种称为"雷诺病"的疾病，因为下肢血管痉挛引起缺血，而导致组织坏死。医生用手术的方法将病人的交感神经节切除，使周围血管扩张，从而达到治疗的效果。

## 神经递质

神经系统的信息传递并不像运动员接力赛跑时那样，将一根彩色的木棒一个接一个地传递下去，而是通过电位变化和化学物质进行传导和传递的。传递神经信息的化学物质被称为"神经递质"。这些"神经递质"是从哪里产生的呢？

经过科学家们的研究发现，神经递质是由神经细胞自身合成的，并且在神经末梢释放出来。在神经递质释放出来以后，接受这种递质的下一个细胞上，有一种与它相匹配的"受体"与之结合，发挥生理效应。这种接受递质的细胞，被称为"靶细胞"，意思是说，它们像射箭的靶子一样，能接收弩箭。

　　人体的神经递质有多少种呢？用一个词概括就是"五花八门"，而且它们分布广泛，功能各异。

　　神经递质虽然五花八门，但是可以根据它们的化学结构进行分类。

　　最早发现的是"胆碱类"递质（属于这一类的化学物质有"乙酰胆碱"）和单胺类递质（包括"儿茶酚胺"和"色胺"）。乙酰胆碱在脑内的分布非常广泛，主要起兴奋作用。儿茶酚胺包括"去甲肾上腺素"、"肾上腺素"和"多巴胺"。去甲肾上腺素能使心跳加快、血压升高。

**广角镜**

### 乙酰胆碱

　　乙酰胆碱为中枢及周边神经系统中常见的神经传导物质，与自主神经系统及运动神经系统中参与神经传导。乙酰胆碱由轴突末梢释出之后，会穿过突触间隙和突触后神经元或运动终板的细胞膜受体相结合。

　　20 世纪 70 年代以后，在神经系统内又陆续发现了大量的"肽类递质"，极大地丰富了神经递质的内容。

　　氨基酸类递质具有兴奋作用的，被称为"兴奋性氨基酸"，如谷氨酸；具有抑制作用的，被称为"抑制性氨基酸"，如 4 - 氨基丁酸。

　　肽类递质的作用多种多样，如"P 物质"和"脑啡肽"参与痛觉的传递和调控，"胆囊收缩素"对胃肠道的平滑肌有收缩作用，"血管活性肠多肽"能使血管平滑肌舒张。

　　新发现的"一氧化氮"也是一种信息分子，它的分布广泛，而且具有多方面的生物功能。

　　人体的许多生理活动，都与神经递质的作用有关。如肌肉收缩、体力运动、学习和记忆都离不开乙酰胆碱，睡眠和醒觉与 5 - 羟色胺和去甲肾上腺素的相互调节有关。

　　如果缺乏递质，就会引起相应的疾病。例如，前脑的胆碱能神经元变性，就会导致痴呆；中脑的多巴胺神经元病变，可以引起运动功能异常，患"帕金森病"。

递质过多，也会导致疾病。比如，在有机磷农药中毒时，这类农药抑制了"乙酰胆碱酯酶"，结果使释放到人体组织中的乙酰胆碱不能受到"破坏"，于是病人会出现瞳孔缩小、大汗淋漓、剧烈腹痛等症状，严重时还会危及病人的生命。

# 神经回路的构建

　　由于神经系统由众多的神经元组成，神经元与神经元又通过突触建立联系，而每个神经元又有大量的突触，于是便构成了极端复杂的信息传递和加工的神经回路。

　　单个神经元极少单独地执行某种功能，神经回路是脑内信息处理的基本单位。最简单的神经回路就是反射弧，它一般由感受器、传入神经、神经系统的中枢部位、传出神经以及效应器等部分组成。

## ▶ 生长轴突的运动

神经系统发育中，最为神奇的或许是生长轴突穿过复杂的细胞领地找到几个毫米或几个厘米之外与之匹配的突触后靶细胞。现在已经知道轴突的生长能力是生长锥——生长轴突顶端的一个特殊结构所具有的特性。生长锥是运动活跃的结构，不停地探测细胞外环境并对局部信号作出反应，表现为生长速度和方向的改变。生长锥由扁平的板层形伪足及其丝状伪足组成。丝状伪足一会儿伸出，一会儿缩回消失，如同伸出的手指触摸环境以获取"感觉"并决定其何去何从。

**小脑内局部神经元回路示意图**

生长轴突在旅途中会做出很多生长方向的选择，在"交叉路口"的选择尤为重要。例如人和其他哺乳动物的颞侧视网膜神经节细胞的轴突在视交叉处仍然在脑的同侧延伸，而鼻侧视网膜神经节细胞的轴突则交叉到对侧。因此，视网膜上不同位置的节细胞轴突在抵达视交叉前必须做出是否越过中线的决定。当节细胞轴突抵达视交叉时，生长锥呈流线型，延伸变慢。然而当它越过中线时，形状变得更为复杂。生长锥功能和结构的改变可能反映出重要信号的局部改变。

　　科学家曾认为由靶组织产生的"吸引因子"引导生长轴突到达其靶区。从不同靶区来的信号能选择性影响轴突生长锥的运动，因而吸引它们到达合适的目的地。实验肯定了这一基本理论。然而，鉴别这些信号非常困难，一是因为这些因子在发育胚胎的含量极小，二是如何区分引导轴突伸向其目的地的化学导向因子和支持神经元及其突起存活和生长的神经营养分子的问题。

**基本小知识**

### 视网膜

　　视网膜是脊椎动物和一些头足纲动物眼球后部的一层非常薄的细胞层，它是眼睛里面将光转化为神经信号的部分。视网膜含有可以感受光的视杆细胞和视锥细胞。这些细胞将它们感受到的光转化为神经信号，被视网膜上的其他神经细胞处理后演化为视网膜神经节细胞的动作电位。视网膜神经节细胞的轴突组成视神经。

　　多数轴突生长导向研究的对象是那些增强轴突生长或吸引生长轴突的导向分子，但是，构建神经系统也有让某些轴突不向某处生长的必要。因此，关于抑制或排斥生长轴突的导向分子，也称抑制因子和化学排斥因子已越来越受到注意。神经科学的某些最为棘手的问题，如中枢神经系统的纤维束因外伤或疾病招致损伤后不能再生，可能是因为存在这样的抑制因子而并非缺乏促进生长的因子。

　　突触一旦形成，神经元的继续存活和分化在某种程度上将依赖于靶细

**大脑神经回路**

胞的存在。如没有突触后靶细胞，发育神经元的轴突和树突将萎缩，神经细胞有可能死去。神经元和其靶细胞间的这种长时间的依存关系称为神经营养性（相互）作用，这种作用由神经营养因子介导。

神经回路的构建始于神经细胞轴突的生长，终止于与靶细胞建立稳定的突触联系。生长轴突与其微环境的相互作用是神经回路构建的驱动力。轴突生长的调节控制是其生长微环境中多种细胞外基质分子、细胞表面粘连分子、正向和负向的轴突生长导向因子以及神经营养因子等轴突生长相关因子介导的协同效应。随着轴突生长相关因子和轴突受体的不同时空表达，轴突生长经历路径的选择，直行或转向，集合或分散，分支和定靶，选择合适的靶细胞并与之形成突触结构等一系列过程。

## 神经元的作用

大脑一旦建立神经联系的基本框架，神经元活动在决定神经回路的精细排列方面便开始起着越来越重要的作用。在发育阶段的许多回路系统（从神经肌肉系统到新皮层），神经元或其他靶细胞起初接受各种支配它们的传入联系，而这种联系在成年后就不再支配它们。带有不同活动模式的传入的相互竞争在这种突触重排过程中起着关键作用。虽然不同传入间竞争的基础还不完全清楚，但是这一过程的某些方面似乎包括对突触后靶细胞释放的营养性因子的竞争。由于神经元活动是在外部世界的影响下诱发的，经验能影响突触联系的数量和类型，最终影响动物的认知、情绪和行为。特异回路对于经验影响的敏感性在生命早期的关键期尤为明显。如在关键期结束以前，由于异常环境的影响而发生脑回路结构和行为异常，在成年后将很难或不可逆转。

神经元之间在结构上并没有原生质相连，每一个神经元的轴突末梢仅与其他神经元的胞体或突起相接触。主要的突触组成可分为三类：①轴突与细胞体相接触；②轴突与树突相接触；③轴突与轴突相接触。突触有特殊的微细结构，一个神经元的轴突末梢首先分成许多小支，每个小支的末梢部分膨大呈球状，称为突触小体，贴附在下一个神经元的胞体或树突表面。在电子显微镜下观察到，突触的接触处有两层膜，轴突末梢的轴突膜称为突触前膜，与突触前膜相对的胞体膜或树突膜则称为突触后膜，两膜之间为突触间隙。一个突触由突触前膜、突触间隙和突触后膜三部分组成。突触前膜和后膜较一般的神经元膜稍增厚。在突触前膜内侧有致密突起，致密突起和网格形成囊泡栏栅，其间隙处正好容纳一个囊泡；因此设想，这种栏栅结构具有引导囊泡与突触前膜接触的作用，促进囊泡内递质的释放。在突触小体的轴浆内，含有较多的线粒体和大量聚集的囊泡（突触小泡），突触小泡含有高浓度的递质。不同突触内含的泡大小和形状不完全相同。突触小泡在轴浆中的分布不均匀，常聚集在致密突起处。

由于突触传递功能有兴奋性和抑制性两种，因此有人认为，突触在形态上也可能存在两种类型。例如，有人观察了小脑皮层内突触的形态特征，见到所有平行纤维与浦肯野细胞（简称浦氏细胞）之间的兴奋性突触的小泡呈圆形，而篮状细胞与浦肯野细胞之间的抑制性突触小泡呈扁平形。由此认为，兴奋性与抑制性突触的突触小泡有形态上的区别。兴奋性突触的前膜释放兴奋性递质，它对突触后膜的作用是产生兴奋性突触后电位；抑制性突触的前膜释放抑制性递质，它对突触后膜的作用是产生抑制性突触后电位。

一个神经元的轴突末梢一般都分支形成许多突触小体，与其后的神经元构成突触，所以一个神经元能通过突触传递作用于许多其他神经元。另一方面，一个神经元的树突或胞体可以接受许多神经元的突触小体构成突触，因此一个神经元又可接受许多不同神经元的作用。据估算，一个脊椎前角的运动神经元的胞体和树突上可有 2 000 个左右的突触，而一个大脑皮层锥体细胞则约有 30 000 个突触。

神经元之间还存在电突触。电突触的结构基础是缝隙连接，是两个神经元膜紧密接触的部位。两层膜间的间隔只有 2～3 纳米，连接部位的神经元膜没有增厚，其旁轴浆内无突触小泡存在。连接部位存在于沟通两细胞胞浆的通道，带电离子可通过这些通道而传递电信号，这种电信号传递一般是双向的。因此，这种连接部位的信息传递是一种电传递，与经典突触的化学递质传递完全不同。电突触的功能可能是促进不同神经元产生同步性放电。电传递的速度快，几乎不存在潜伏期。电突触可存在于树突与树突、胞体与胞体、轴突与胞体、轴突与树突之间。

由于荧光组织化学等新方法的应用，目前已明确除了经典的突触能进行化学传递外，还存在非突触性化学传递。关于这方面的研究，首先在交感神经肾上腺素能神经元上进行。实验观察到，肾上腺素能神经元的轴突末梢有许多分支，在分支上有大量的念珠状曲张体。曲张体内含有大量的小泡，是递质释放的部位。一个神经元的轴突末梢可以具有 30 000 个曲张体，因此一个神经元具有大量的递质释放部位。但是，曲张体并不与效应细胞形成经典的突触联系，而是处在效应细胞附近。当神经冲动抵达曲张体时，递质从曲张体释放出来，通过弥散作用到效应细胞的受体，使效应细胞发生反应。由于这种化学传递不是通过经典的突触进行的，因此称为非突触性化学传递。

**去甲肾上腺素**

去甲肾上腺素，旧称"正肾上腺素"，在化学结构上属于儿茶酚胺。它是一种神经递质，主要由交感节后神经元和脑内肾上腺素能神经末梢合成和分泌。循环血液中的去甲肾上腺素主要来自肾上腺髓质。

在中枢神经系统内，也有这种传递方式存在。例如，在大脑皮层内具有直径很细的纤维，这种纤维是去甲肾上腺素能性的，纤维分支上具有许多曲张体，能释放去甲肾上腺素递质；这种曲张体绝大部分不与支配的神经元形成经典的突触，所以进行的是非突触性化学传递。又如在黑质中，多巴胺能纤维也有许多曲张体，且绝大多数也进行非突触性化学传递。非突触性化学传递也能在轴突末梢以外的部位进行，轴突膜也能释放化学递质（如释放胞浆中的乙酰胆碱），树突也能释放化学递质（如黑质中，树突可释放多巴胺）。

非突触性化学传递与突触性化学传递相比，主要有下列特点：①不存在突触前膜与后膜的特化结构；②不存在一对一的支配关系，一个曲张体能支配较多的效应细胞；③递质弥散的距离大；④递质弥散到效应细胞时，能否发生传递效应取决于效应细胞上有无相应的受体。

中枢神经系统中存在长轴突的神经元，也有大量短轴突和无轴突的神经元。长轴突的神经元是投射性神经元，它们投射到远隔部位，起到联系各中枢部位功能的作用；其轴突末梢通过经典的突触联系和非突触性化学传递的方式，完成神经元间的相互作用。短轴突和无轴突神经元不投射到远隔部位，它们的轴突和树突仅在某一中枢部位内部起联系作用；这些神经元称为局部回路神经元。从进化来看，动物越高等，局部回路神经元数量越多，它们的突起也越发达。局部回路神经元的活动可能与高级神经功能有密切的关系。

由局部回路神经元及其突起构成的神经元间相互作用的联系通路，称为局部神经元回路。这种回路可由几个局部回路神经元构成，也可由一个局部回路神经元构成。这种回路还可以通过局部回路神经元的一个树突或树突的某一部分构成，这种神经元间相互作用的实现不需要整个神经元参与活动。

# 神经细胞与兴奋的传播

　　神经系统的细胞，主要包括神经元和神经胶质细胞。神经元是一种高度特化的细胞，是神经系统的基本结构和功能单位之一，它具有感受刺激和传导兴奋的功能。据估计，人类中枢神经系统中约含千亿个神经元，仅大脑皮层中就约有百亿。神经元是脑的主要成分，神经元群通过各个神经元的信息交换，实现脑的分析功能，进而实现样本的交换产出。

## 细胞学说与神经元学说

　　人体由组织、器官组成，组织、器官由细胞组成。大脑是人体中结构最为复杂的一个器官。大脑也是由细胞组成的，不管大脑的结构有多复杂，它的结构和功能的基础是组成它的细胞及细胞的功能。在脑内，这就是两类细胞：神经元和胶质细胞。如果用电子计算机与人脑作类比，一个神经元就是一台个人计算机（PC 机），突触则是它们交换信息的场所。如此巨大数量的计算机通过并行的或串行的网络，加工着无穷数量的信息，产生了感觉，完成了运动指令，实现了人体对环境的完善适应，直至在此基础上完成脑的各种高级功能，包括物质向精神的转化。可以毫不夸张地说，大脑是我们这个星球上最复杂的结构形式。

　　细胞学说认为：细胞是一切动植物结构的基本单位。细胞学说的提出，明确了整个生物科学发展的方向，是一个划时代的贡献，它也影响了人们对神经功能的认识。

**神经元模式图**

　　在光学显微镜下看不到神经细胞与神经细胞之间的明确界限，而且有许多纤维绕在一起，称为神经毡，所以有人认为神经系统整个是一个网络，但这是错误的。这个问题等到电子显微镜的应用才得以彻底解决。因为在电子显微镜下可以看清一个神经元与另一个神经元之间的细胞膜的清楚界限。

继之而来的是神经元学说。神经元学说是细胞学说的直接延伸，但它是在与网络学说尖锐争辩中确立起来的。神经元学说认为，神经元是神经系统或脑的基本结构及功能单位。神经元即神经细胞，它的特点是：有多个突起，有的突起可以很长，有传导兴奋的功能。

在所有神经元中，都有一个直径 10～50 微米、短粗的主体部分，称为胞体。胞体包含了神经元生存所必需的所有细胞器。从这点上讲，神经元的胞体与其他任何细胞并无差别。然而，一旦注意到胞体以外部分，你就会发现神经元与其他细胞相比有一个巨大的差异：神经元除了胞体外还有很多突起，包括树突和轴突。纤细的分支从神经元胞体中伸出，几乎就像微小的树。这些部分被称为树突。

神经元不仅有这些小分支，而且绝大部分还有一个从胞体上伸展出来的长而细的突起（纤维），称为轴突。它要比神经元其余部分长许多倍。一个神经元的直径通常为 10～500 微米，而在极端的例子中轴突可长达 1 米，如沿着人脊髓下行的神经纤维。外周神经纤维按其直径粗细分为 A、B、C 类纤维。

胞体中含有与其他细胞相似的整套内部装置。很容易推想，至少它的某些功能是为了确保细胞存活，并制造出适当的化学物质。鉴于轴突和树突的存在同神经元的特殊功能紧密相关，因此轴突和树突的作用并不那么一目了然。此外，轴突和树突间如此清晰的形态上的差异，提示它们扮演着迥然不同的角色。

树突充当信号的接受区，就像某个巨大的码头接纳各种船只载入货物一样，分散的信号沿着树突汇集于胞体。如果信号足够强，胞体将会产生一个离开胞体的电信号。轴突的作用是将这个电信号从胞体传送到回路中的下一个目标神经元，就好比送到某个远处的目的地。

既然神经元是一个独立的功能单位，那么一个神经元又如何去影响另一个神经元呢？这种影响很合理地应该在两个神经元（或一个神经元与另一个细胞)之间紧密接触的部位发生。这个部位就是突触。

在电子显微镜下,科学家用能阻挡电子的特殊物质包住脑切片,这种物质然后被神经元的不同部分以不同程度吸收。在电子显微镜中,一束电子穿过脑组织投射到胶片上。细胞某部分的电子越致密,其在胶片上就越黑。在电子显微镜照片中,神经元体现了一种单色调形式的抽象美,由清晰的黑线和圆形形成明确图案。

科学家终于在显微镜下发现在两个神经元间确实存在间隙,即突触间隙。在脑中,通过细胞不同部位的各种方式的相对排列,神经元相互间形成突触接触:树突间、轴突间都能形成突触;轴突也能直接与靶细胞胞体形成突触。最常见的突触形式是,细胞的离心部分轴突抵达其终点轴突终末,并与靶细胞的粗短分支部——树突形成突触。靶细胞的位置在突触后,叫做突触后神经元,支配靶细胞的神经元称为突触前神经元。

**拓展阅读**

### 谷氨酸

谷氨酸是一种酸性氨基酸。分子内含两个羧基,化学名称为 α - 氨基戊二酸。谷氨酸是里索逊于 1856 年发现的,为无色晶体,有鲜味,微溶于水。大量存在于谷类蛋白质中,动物脑中含量也较多。谷氨酸在生物体内的蛋白质代谢过程中占重要地位,参与动物、植物和微生物中的许多重要化学反应。

在中枢有三种胶质细胞:少突、星状和微胶质细胞。脑内胶质细胞的数量是神经元数的 10 倍。原来提出胶质名称时,科学家认为它的作用是把神经元胶合在一起。现在虽然知道其作用不仅于此,如它有神经营养功能,但对它仍然知之不多。旋万细胞与脑内的少突胶质细胞,组成有髓神经纤维的髓鞘,有髓神经纤维的传导速度比无髓鞘纤维要快得多。

一些胶质细胞能够分泌神经营养因子,这些神经营养因子能促使神经元生长;中枢的髓鞘还有抑制轴突生长的作用，这可能是中枢损伤以后神经突起不能再生或长距离再生的原因之一。

脑内星状胶质细胞的突起包围着神经元，与神经元组成代谢单位。以谷氨酸代谢为例，谷氨酸是脑内重要的兴奋性递质，而星状胶质细胞膜上又有合适的谷氨酸转运因子存在。所以神经传递时末梢分泌的谷氨酸可以进入星状胶质细胞；同时，星状胶质细胞经代谢产生的乳酸及谷氨酸可进入神经末梢，作为补充谷氨酸合成之用。

## 👆 兴奋的传导

科学事实告诉我们，神经元上的信息传导，实际上是神经细胞膜上一些称为离子通道的蛋白分子允许离子流动后所产生的电信号的传导。

眼睛看到一个东西、手的位置摆得不合适、手发麻等，都说明神经受到了刺激，有一些信息在传导，这种被神经所传导的信息，我们称之为兴奋。

古人有过种种猜测，例如认为神经活动是一种分泌过程，神经信息由分泌物传送。但看来这种猜测难以解释传导得很快这个特点。有科学家提出，神经上传导的兴奋，其实是一种由神经（或肌肉）本身所产生的电，"生物电"一词由此诞生。

神经元质膜上离子通道的开放或关闭，造成带电的离子流动而产生电位，称为动作电位。离子通道蛋白已知的有钠、钾、钙、氯通道。能够传导的生物电是怎样产生的呢？它是由细胞内外的离子通过质膜的流动而产生的。又有人发现乌贼体内有一根巨大的神经纤维，它的直径比一般神经纤维至少要粗 $50 \sim 100$ 倍，达到 $0.5 \sim 1.0$ 毫米。科学家称无脊椎动物体内的这种巨大的神经纤维为巨神经纤维。把微电极（直径可小于 1 微米）直接插到一根巨神经纤维内，这样就能够记录神经纤维（实际上就是神经细胞）内外的电位变化了。因此证明了：神经兴奋时所产生的电变化，来源于带电离子（$Na^+$、$K^+$、$Ca^{2+}$）的突然流动。所谓兴奋，就是这一突然的细胞膜内的正电位增加。这个变化就是动作电位。神经动作电位向前传导称为神经冲动，也称为神经放电。

## 基本小知识

### 钾

钾是一种化学元素，化学符号是"K"，原子序数是19。它是一种银白色、质软、有光泽的 IA 族碱金属元素，和钠化学性质非常相似。钾在自然界只以化合物形式存在，云母、钾长石等硅酸盐中都富含钾。钾盐可以用于制造化肥及肥皂。钾对动植物的生长和发育起很大作用，是植物生长的三大营养元素之一。

突触的概念引发了这样一系列问题。一个电脉冲信号到达轴突终端将会如何呢？轴突终端（轴突末梢）被兴奋，细胞内电位在刹那间变得更正。但这个兴奋波何去何从呢？当它被一个间隙（突触）阻挡后，它怎么能作用到另一个神经元呢？神经元之间的传递是因为神经末梢释放出一种叫作递质的化学物质，它作用于另一细胞上的叫作递质受体的分子。由于递质受体的活动而再引发另一细胞的离子通道活动的改变，这样才完成传递过程。

在轴突终端的末梢，递质储存在许多囊泡（即突触小泡）中。神经细胞产生了信号，当动作电位沿着轴突传播到这个末梢区时，瞬间的电压变化可以触发一些小泡，把内含物排空至突触间隙中。到达的电信号越多，排空的小泡就越多，释放的内含物也就越多。用这种方式，原先的电信号被真实地转换为化学信号。动作电位的频率越高，释放的递质就越多。一旦释放，它在神经元外部的细胞外液中极易扩散，越过突触就像渡船过河一样轻而易举。在时间尺度上，由于乙酰胆碱这样的化学物质是一些相对小的分子，在几毫秒内就可越过突触间隙。

　　神经末梢就像一个小的分泌器官。平时仅有微量的递质渗漏出来。一旦神经冲动，即动作电位到来，由于细胞内钙的升高，原来储存在末梢内的小泡中的递质被释放出来，这就是递质分泌。递质从小泡分泌出来，就像把包装在小口袋内的内容物倾倒出来一样。这个过程要有 10 种以上蛋白的参与，有的在细胞膜上，有的在小泡膜上。这个过程叫做胞裂外排。

　　对于突触后神经元的钠通道或另一种离子通道开放来说，递质分子和靶（突触后）细胞上受体蛋白的结合相当于发令枪。靶细胞中这些离子中任何一种的进出，都将反映在电位差的瞬变上。接下去，这个电位差的瞬变便成为许多电信号中的一个，沿着树突传向胞体。当这个特殊的电信号到达胞体时，它立即和其他成千上万个输入信号一起，导致靶细胞电位最终的净变化。如果这个电位变化足够大，则该胞体附近的钠通道又将打开，从而在新的靶细胞中形成一个动作电位。这个新的靶细胞本身又将发出一个信号，成为成千上万个信号中的一个去冲击再下一个靶细胞。就这样，电和化学事件不断重复，神经元的兴奋经过传导和传递而向前推进，我们的脑就是以这种方式工作的。

　　当膜电位被离子流动破坏以后，它需要大量的能量来恢复；当递质被释放以后，它又需要大量的能量去组装递质，而且这一过程需要一系列复杂的化学反应的参与。另外，当递质完成其工作后迅速地从突触中被清除掉，这个递质清除的过程也需要能量。这是因为递质被细胞重摄取需要耗能，而使递质分解的神经元外的酶也是耗能的。正因为如此，脑的代谢是全身各器官中最高的。

# 大脑左右半球的差异

　　大脑的左右两个半球，表面纹理多样，皱褶深浅不一，看似简单的结构中却蕴含着复杂的内涵。动听的语言和音乐，非凡的智慧和记忆，这些都是大脑赋予我们的本领。千百年来，人类通过各种手段，期望揭示大脑的工作机制，探索人类精神和智力的奥秘……

## ➤ 解剖方面的差别

大脑两个半球功能的不对称性，又称大脑两半球功能的专化或功能的单侧化。研究发现，大脑左右半球的分工并不是那么泾渭分明，功能的单侧化只具有相对的意义，左右半球既有相对的分工，又有密切的协作，人的许多重要的心理功能都需要左右半球的密切协作才能完成。

人体的许多器官都是不完全对称的，有的很明显，如心、肺、肝、脾等。有的需要仔细检查才能发现两边的不对称性，例如，眼、嘴唇以及面肌等都有细微的不对称性。

人们在致力于探索大脑左右半球功能差别的同时，也在力图寻找左右脑形态方面的差异，并试图使其与功能方面的差异联系起来。

有人曾用相机和尺测量了100个人脑的两半球颞平面区，结果算出左颞平面较大者占65%，右颞平面较大者占11%，两侧平面近于相等者占24%。某些研究还测量出左右两半球的颞平面区的比例是2:1，即左边是右边的2倍。左半球的颞平面区不仅面积较大，而且其中神经元的数量多，神经元的树突分支也多。以后科学家应用不同的技术，证实了这些结果，并且发现这种不对称甚至在胎儿期就已存在，不过不如成人明显。这说明在发育成熟期间，左颞平面有进一步的发展。应用细胞结构学的方法标出两侧大脑原听觉皮质和听觉联合皮质的范围，发现左侧颞顶皮质的体积为右侧的8倍。这些发现被认为反映了左脑具有言语优势的解剖学基础，并且这种优势是有遗传学基础的。

# ▸ 左右利手在大脑皮层中的差别

成人和婴儿脑血管造影都显示左侧的大脑外侧裂较右侧的长，也更接近水平方向。以成年后的水平支的长度来比较，左脑为 58.2 毫米，右脑为 58.1 毫米。后来又有人发现，左右脑外侧裂的差别主要在中央沟以后的部分，同时伴有颞叶、顶叶的不对称。

有人测量了对言语刺激和非言语刺激进行反应时左右脑的血流量。发现右利手的人言语刺激导致左半球的血流量比右半球多，非言语刺激导致右半球的血流量比左半球多。

应用 CT 技术对脑进行扫描的结果表明，在 174 名右利手者当中，右侧额叶较宽的占 70%，左侧较宽的占 9%，两侧相等的占 21%；在 49 名左利手者中，右侧额叶较宽的占 39%，左侧较宽的占 20%，两侧相等的占 41%。右利手者中左侧顶枕区较宽的占 64%，右侧较宽的占 16%，两侧相等的占 20%；在左利手者中左侧顶枕区较宽的占 46%，右侧较宽的占 22%，两

**拓展阅读**

### 动 脉

动脉是由心室发出的血管，在行径中不断分支，愈分愈细，小动脉最后移行为毛细血管。动脉管壁较厚，平滑肌较发达，弹力纤维较多，管腔断面呈圆形，具有舒缩性和一定的弹性，可随心脏的收缩、血压的高低而明显地搏动。心室射血时，动脉管壁扩张；心室舒张时，动脉管壁回缩，促使血液继续向前流动。中小动脉，在神经支配下收缩舒张，以改变管腔的大小，从而影响局部血流量和血液阻力，维持和调节血压。

侧相等的占 32%。右利手者左枕叶较宽者约为右枕叶较宽者的 4 倍，右额叶较宽者为左额叶较宽者的 8 倍。有人用动脉造影术研究左右半球血管分布的差别，在 44 个右利手病人的大脑两半球的动脉造影图上，发现有 86% 的人的左边的大脑中动脉（即供给颞叶皮质的动脉）的血管比右边的大，分支也多。而在同样数目的左利手人中则只有 1.7% 的人具有这种左边的大脑中动脉大的特征。

# 大脑左右半球功能性差异

大脑分为左半球和右半球。左半球支配人的右边身体的活动，一般左脑具有语言、概念、数字、分析、逻辑推理等功能；右半球支配人的左边身体的活动，一般右脑具有音乐、绘画、空间几何、综合等功能。人的左右半脑是不平衡发展的，统计显示，绝大多数人是左脑发达。全球有10%的人是左撇子，即右脑比较发达。而左右脑的发育程度不同，隐含的很多特质和天赋也不同：理解数学和语言的脑细胞集中在左半球，发挥情感、欣赏艺术的脑细胞集中在右半球。

# 胎儿期性激素的作用

研究证明，性激素不仅影响大脑的解剖结构，而且也影响个体生命中大部分时间的与性别有关的行为表现。

性激素主要产生于男性的睾丸或女性的卵巢。性激素直接影响人体肾上腺激素的分泌。男性和女性都产生性激素，但在人生的不同阶段，男女两性各有侧重，女性更多地分泌雌性激素和孕酮，而男性更多地分泌雄性激素和睾丸酮。

在生命的早期，性激素造成性别差异。如果遗传的雄性组织——睾丸不产生雄性激素或者性激素不能作用于发展中的组织，有机体就会发展成为雌性。在生命的早期，性激素使性别角色行为逐渐形成，这一观点已经得到了普遍的认可。如果具有雄性生殖器官的啮齿类动物在出生后被剥夺了雄性激素的分泌，成年后它们会表现出更多的雌性动物的行为，而雄性动物的行为减少。反之也是一样。如果把雄性激素注射到出生后的雌性动物身上，它们在成年后的行为更多地表现出雄性动物的特征。

性激素对大脑神经回路的影响，在胎儿初期，两性非常相似。七周以前，两者的生殖器没有什么区别。但到第二个月末，生殖器开始分化成明显的女性卵巢和男性的睾丸。这种差别的出现是因为胎儿体内缺乏（或存在）雄性激素的原因。睾丸酮雄性激素刺激雄性性器官的发育，这样就使胎儿变成男性；缺少睾丸酮雄性激素，则女性系统依次发育。

研究性激素对脑神经回路的影响的最佳实验品是老鼠，因为老鼠受孕后二十多天便产生性激素。此时，雄性激素刚刚开始影响鼠仔大脑的发育。当前的研究有力地证实了老鼠大脑的性别分化（如性器官），主要是因为雄性激素的存在（或缺乏）而造成的。实验发现：如果雄鼠一出世就被阉割，则一般的大脑左右半球一侧化模式将不明显。否则，约三个月时就可以看出大脑左半球皮层要厚于大脑右半球皮层。进一步的研究还表明：被摘除卵巢的雌鼠则出现典型的雄鼠大脑左右半球功能的不对称性，即大脑右半球皮层明显变厚。这些结果清楚地表明，性激素确实维持着出生后大脑左右两半球的正常发育，特别是大脑右半球的一侧化发育。显而易见，这种影响甚至在摘除卵巢的雌鼠身上也能得到证实。

虽然研究睾丸酮影响胎儿大脑发育的数据非常有限，但给老鼠的胎儿注射睾丸酮则能改变大脑的单侧化。通过检查刚出生老鼠的尾巴姿势，来着重研究它们大脑左右半球的不对称性问题。一般来说，雌鼠仔的尾巴朝右，而雄鼠仔尾巴则没有（或较少）出现偏向。但如果在胎儿期注射睾丸酮，则鼠仔出生后，其尾巴朝向的不对称性将发生变化：雄鼠仔的尾巴多摆向右边，而雌鼠仔

**拓展阅读**

### 睾丸酮

睾丸酮又称睾固酮、睾丸素酮或睾甾酮，是一种类固醇荷尔蒙，由男性的睾丸或女性的卵巢分泌，肾上腺亦分泌少量睾丸酮。不论是男性或女性，它对健康都有着重要的影响，包括增强性欲、力量、免疫功能，对抗骨质疏松症等功效。

尾巴偏向左边的数量远超过雄鼠仔。这表明注射睾丸酮对不同性别鼠仔的大脑神经回路产生了作用。多年来得到赞同的观点是，体内睾丸酮浓度较高的小雄鼠比体内雄雌激素比例平衡的小鼠大脑的一侧化程度高。可见，全面了解老鼠胎儿期体内激素对它们大脑皮层结构的影响，能准确地推论它们大脑左右半球的不对称性。

有人对胎儿期患先天性肾上腺素分泌过度的儿童进行了研究，发现当胎

儿患肾上腺素分泌过度后，从第三个月开始，肾上腺素异常地分泌出大量的雄性激素。研究人员比较了生命早期患肾上腺素分泌过度症的女孩子与正常女孩（她们的姐妹）出生后的行为。结果发现：那些先天患肾上腺素分泌过度症，后来性激素分泌恢复正常的女孩，她们与其他女孩之间的行为仍然存在差异。这种行为差异主要表现为患肾上腺素分泌过度症的女孩的空间能力得到了明显的提高。

还有研究探讨了男性出生前性激素和认知功能的关系。其中一项研究的被试者的母亲在怀孕时服用过二乙基己烯雌酚。二乙基己烯雌酚是一种雌性激素合成物，在 20 世纪 50 年代曾广泛用于防止流产，现在证明二乙基己烯雌酚对于防止流产无效。结果发现，母亲在怀孕时服用过二乙基己烯雌酚的男孩，比那些母亲在怀孕时没有服用过二乙基己烯雌酚的男孩，在韦克斯勒智力量表上，空间能力得分要低，但在总分上没有差异。研究者相信，在母亲怀孕期间服用过二乙基己烯雌酚后，二乙基乙烯雌酚会以一种微妙的方式影响男孩以后的空间能力发展。

## ◐➤ 出生后性激素的作用

需要明确的是，现在还没有非常简便而准确测量人体内性激素水平的好方法。一般测量人体内性激素的方法是看第二性征出现后的行为表现。因此，许多关于空间能力性别差异的研究都是以处于青春期初期的个体为被试对象的，此时，男女青少年体内的性激素增加速度非常快。

社会性攻击行为是与性别差异有关的行为之一。一般来说，社会性攻击行为在男性身上出现的频率明显高于女性。通常解释为睾丸酮对这类行为既有功能作用又有激活作用。在胎儿期，睾丸酮不仅使大脑发展更加倾向于男性化（或更加一侧化），而且还刺激睾丸酮感受神经回路的发展。到青春期（或成人早期），睾丸酮浓度急剧增加，这些神经回路也变得活跃。这样，就比其他发展期有更多的雄性模式的攻击性行为。

当男孩睾丸酮水平较高，即到达青春期时，他们的攻击性行为明显增多。由此可以推论：大脑区域控制着人的攻击行为。

研究人员进行了一系列有关自然产生的性激素水平与认知操作相联系的研究。有几项研究考察了睾丸酮水平与空间能力的关系，包括异性与同性的比较。总的结果是：女性如果具有较高的睾丸酮水平，她们在空间测验上得分较高；而对男性来说，具有较低的睾丸酮水平，他们在空间测验上的得分才较高。这一结果表明，更出色的空间能力可能与理想的睾丸酮水平相联系。对男性来说，具有较低的睾丸酮水平才能有较高的空间能力。

还有一些研究表明，女性在整个月经期内，她们对特定任务的操作水平会发生变化。研究者选取了一些最大限度体现男女性别差异的典型任务，如发音速度和空间测验。结果发现：女性的雌激素和孕酮达到最高水平时，其重复绕口令的速度、言语流畅性以及右手操作任务的成绩要比雌性激素和孕酮水平最低时更好。

男性睾丸酮水平的日常波动也会影响其空间能力。男性早晨完成空间任务一般要比其

**拓展阅读**

**孕酮**

　　孕酮亦称为黄体酮、孕甾酮、黄体甾酮、黄体激素、助孕激素、助孕素，是一种类固醇。孕酮是一种女性荷尔蒙，参与人类与其他动物的雌性月经周期，支援怀孕与胚胎形成。孕酮是一种助孕素，也是目前所知最重要的助孕素。未怀孕的女性，其孕酮只在每次月经周期的后半段才由卵巢黄体大量分泌。怀孕时（第三个月开始），胎盘也可大量分泌。

他时间差些，这主要是因为此时他们的睾丸酮水平最高。还有研究发现，

男性空间能力有季节性波动。一般在春季时，男性的睾丸酮水平较低，所以他们的空间操作水平提高得比较明显。

有一些研究者提出了认知能力性别差异的进化观，其中典型的是"狩猎者—采集者"理论。在人类进化史上，男性更多地从事狩猎和航海。这些任务要求个体在运动过程中能精确定位、定向以及心理旋转。女性则主要从事粮食采集工作，需要去寻找离家近的食物，对婴儿的表现和家庭环境的细微变化保持敏感。当言语成为有价值的交流工具时，那些在多种语言任务上有优越性的女性，将能更好地适应采集者的角色。但这些认知能力差异与大脑左右半球一侧化有何联系呢？有学者根据一种神经结构模型提出了看法：大脑左右半球功能双侧化可能有利于发挥女性所需要的技能。因为那些技能需要大脑左右半球专门化的混合，需要两个半球间充分的交流。然而，大脑左右半球功能更严格的分工，确保了男性在狩猎中所需要的高度发达的视觉空间能力。

从理论上说，由同一半球控制的两种或多种认知能力会为得到更多的神经组织而展开相互竞争。如果言语能力与空间能力共享一块"神经空间"，那些言语能力会同后者竞争神经资源，而确保高水平空间能力的理想的神经安排，就是将空间能力和言语能力分别安排在不同的大脑半球。

## 大脑皮层组织作用

女性的言语能力优于男性，而男性的空间能力超过女性。如何解释这种现象呢？有一些心理学家提出：这是由于男女大脑皮层组织不同造成的，即男女两性具有不同的大脑皮层组织。代表性的观点是"女性一侧化"和"女性双侧化"。

　　研究者认为，女性言语功能的大脑皮层一侧化程度要高于男性。所以女性言语能力的发展要比男性快，且成熟得比男性早。根据这一基本假设：某种心理功能（如言语）的大脑皮层如果更为一侧化，这将会使这种能力发展得更好。

　　另有研究者在解释男女两性在特殊心理功能上的差异时提出了不一样的观点：男性的大脑皮层组织是不对称的，他们大脑右半球更利于发展空间能力。同时研究者也假设，女性大脑左半球的言语一侧化程度较低，即她们的言语机能是分布在大脑左右两半球的（即双侧化）。具体说来，如果大脑的某种机能位于一侧半球上，这将会使个体某一认知能力的表现更为出色，这是因为大脑一侧半球功能专门化的结果。如果大脑的某种机能位于两半球上，这将会使个体某一认知能力的表现一般化，这是因为大脑的哪一侧半球功能都没有专门化的结果。这就是在非言语辨别任务的测试方面女性不如男性的缘故。

　　研究者进一步提出促使男性和女性形成不同大脑皮层组织进化的动力，从历史角度来说，如果女性更倾向于从事儿童养育的工作，就需要发展一种相当好的交往系统。也许言语双侧化是她们成功地完成抚育任务的唯一手段。另一方面，男性不需要这种双侧半球性的装置，因为他们经常从事狩猎，带领部族到食物和自然资源丰富的地方去。男性需要高水平的空间知觉补偿其言语机能，以便确保部族的生存。这导致男性大脑右半球的发展。其他一些学者也支持这一观点，认为大脑双侧空间功能交替可能会引起左、右方向感上的混乱，使那些特别依赖空间能力生活的男性产生严重的定向错误。

　　关于男女两性大脑左右半球功能差异，研究者从另外一个角度作了说明：男女两性大脑左右半球功能上的差异更多地取决于他们成熟速率的不同。研究者注意到女孩子生理成熟要比男孩子早。一般女孩子明显比男孩要早成熟两年左右。因此研究者认为成熟过程的差别是大脑皮层组织差别的原因。假设言语是人类最早获得的技能之一，有研究者预言早熟者（一般为女性）将表现出言语能力的优势，而晚熟者（一般为男性）则表现出较好的空间能力。

结合了研究者有关大脑左右半球一侧化的观点，研究者进一步提出早熟者更能表现出大脑两半球间机能的适应性（或可塑性），因此早熟者比晚熟者表现出言语（大脑两半球）的协调。事实上，研究者发现男女两性的言语、空间差异受成熟速度影响巨大；并且进一步的研究发现，晚熟者的言语在大脑皮层定位比早熟者表现出明显的大脑左右半球不对称性。

研究人员进一步发现：语言落后者和发展性诵读困难者（两者都是男性占绝大多数）具有较高的视空间能力。研究者提出：空间定位能力越高的个体，他们获得语言障碍的危险性越大。这主要是因为言语更多地依赖左右两半球的一系列活动。目前，越来越多的研究者已接受，男女间大脑的差异与性别有关的观点，而不是与性激素有关的观点。

## 知识小链接

### 性激素

性激素是指由动物体的性腺，以及胎盘、肾上腺皮质网状带等组织合成的甾体激素，具有促进性器官成熟、副性征发育及维持性功能等作用。雌性动物卵巢主要分泌两种性激素——雌激素与孕激素，雄性动物睾丸主要分泌以睾丸酮为主的雄激素。

# 脑的习性

　　大脑是人体进行思维活动最精密的器官。要防止脑功能衰退，最好的办法是勤于用脑。而懒于用脑者，久而久之就会出现脑功能的衰退。用脑时，需特别注重学习、工作环境的空气质量等因素，同时要注意合理用脑，防止过度用脑造成伤害。例如，大脑是全身耗氧量最大的器官，其耗氧量占人体总耗氧量的四分之一，因此氧气充足有助于提高大脑的工作效率，保持高度的注意力。

## ▶ 避免脑疾病

大脑是人身上最重要的器官之一。要想有一个好大脑，必须有一个好身体。一个小小的受精卵如何发育形成拥有神经元的脑，这是生物学现象中最令人惊奇的现象之一。从妊娠后期的胎儿阶段开始，脑机能就会因外界的刺激而发生变化。科学家研究证明，胎儿在母体内便可以利用声音和气味进行学习。出生后，新生儿的脑很容易受到环境的影响。有人曾经做过这样的实验，他们把刚出生不久的猫用竖条纹的遮障物挡上双眼，让猫在到处都是竖条纹的环境中饲养几个月后，其对竖条纹发生反应的神经元明显增多，而对横条纹发生反应的神经元则相对减少。如果把刚出生不久的猫的一只眼睛蒙上，几个月后，猫的眼睛就不能立体地看物品了。

科学家曾经做过这样的统计，一个人每天大约要死亡近万个脑细胞，若按一个人的寿命为百岁计算，那么人临终时所损失的脑细胞数将近十亿个，大约占脑细胞总数的 10%。但这并不影响人的思维能力，因为人的脑组织潜力很大，实际上最聪明的人所用的脑细胞只占总数的约 1/3。因此，单从脑细胞的数量来讲，一个人即便活到 100 岁，死亡的脑细胞也极少，活着的脑细胞足以维持他的智力活动。

那么，在大脑发育的过程中，应该注意什么呢? 大脑的发展过程有 3 个阶段，即发育期、成熟期和衰老期。大脑是对经常变化着的外界环境做出适当反应的总枢纽，同时也是调节身体内部各种活动的神经中枢。保护脑，避免脑疾病，使脑更健全地发展，从而使身体、脑共同健康，这是脑保健的主要目的。

大脑的发育期是大脑功能发展的重要阶段。脑的发育期是指从妊娠开始到 6 周岁的时期。这一时期要避免发育的不利因素，提供有利因素，使脑发育健全，这样可使人受用一辈子。在这一时期内，胚胎期、围产期和婴儿期又是整个发育期的特别重要的阶段。脑在发育期容易受到不利的内外环境的影响。胎儿的内环境是母体，所以怀孕妇女的卫生显得特别重要。医学报道说明，智力发育不全的患者中，95% 的病因发生在胚胎期和围产期。例如孕期前 3 个月由于病毒或经过超允许剂量的 X 射线照射引起胎儿小头症，孕妇饮酒引起的胚胎酒精综合征等。因此，孕妇严格遵守有关的卫生守则是避免胎儿脑发育不利因素的关键，而婴儿在出生时缺氧则是引起脑发育受损的常见例子。

**拓展阅读**

### X 射线

　　X 射线是波长介于紫外线和 γ 射线间的电磁辐射，由德国物理学家伦琴发现，故又称伦琴射线。X 射线具有很高的穿透本领，能透过许多对可见光不透明的物质，如墨纸、木料等。这种肉眼看不见的射线可以使很多固体材料发生可见的荧光，使照相底片感光以及产生空气电离等效应。

　　许多影响脑发育的遗传疾病应当引起人们极大的注意。例如先天愚型和苯丙酮尿症就是典型的遗传疾病，虽然可以治疗，但治疗不及时仍将导致严重的智力发育不全。总之，要做好优生工作，如大力开展婚前保健检查，不允许近亲结婚，禁止精神病人结婚或生育等，这些都是非常必要的措施。

　　在脑发育过程中，细胞分裂增殖的高潮从怀孕后期开始，持续到出生后 6 个月左右。在母体中，脑发育所需的营养由母体供应。出生后，婴儿的营养依靠食物和母乳。因此，婴儿出生后 6 个月左右时间内的足够的蛋白质等营养（包括适量的各种维生素、微量元素和激素等）供应是非常重要的。

　　我们知道，环境对于脑部发育生长有重要的影响。科学家们做了这样的实验，将一组大鼠饲养在有玩具的大笼内，另一组大鼠单只饲养在没有玩具的小笼内，前者称为丰富环境，后者称为单调环境。结果发现，丰富环境能促进脑成熟，而且丰富环境组大鼠的学习能力比单调环境组的要好。

我们应当尽可能避免一切可能发生脑外伤的因素。在外伤中，车祸引起头部外伤是日益严重的问题。外伤的严重程度不一，引起的症状当然也不同。

## 避免用脑过度

短时间内超常地用脑，大脑会因负担过重而疲乏，甚至受到损伤。用脑过度可表现为：

（1）头昏、头痛。

（2）四肢无力，打哈欠。

（3）注意力不能集中。

（4）思维不敏捷，反应迟钝。

（5）记忆力下降。

（6）看书时看了一大段却不明白其中的意思。

（7）写作或做作业时，本来不会错的地方却搞错了。漏字、错别字现象增多。

（8）脑力劳动引起食欲下降、恶心、呕吐。

（9）脑力劳动时出现眼胀、眼花、听力下降、耳壳发热等现象。

（10）用脑时出现想睡或打瞌睡现象。

如果出现上述情况，并且能排除其他原因的话，就很有可能是用脑过度了。用脑过度的信号是心理疲劳感，这种疲劳感是人体、器官或主要细胞，对继续工作的抵触，疲劳信号揭示肌体已经需要休息、需要调整和恢复。医学研究表明，只有能够改善细胞的供氧状况，保证细胞的正常生理过程，才能促进疲劳细胞的恢复。然而，人们常用兴奋大脑的方法强迫大脑继续工作，这样只会加重心理疲劳，加重细胞损伤，对肌体十分有害。

## ➤ 科学用脑

掌握脑的活动规律，科学用脑，会大大地提高我们学习和处理事情的效率。同时，这也是保护大脑的必由之路。科学用脑的前提，是了解大脑的活动规律。

要轮替、间隔使用大脑。人的大脑皮质由上百亿个神经细胞组成，这些细胞分别构成各类中枢神经，分管运动、感觉、智力等。若是轮换、间隔地进行各项活动，实际上就是轮替、间隔地使用脑子，有利于脑细胞轮换休息。

适应大脑的活动规律。人脑的活动在 24 小时之内会有周期性变化，但这种变化又因人而异，每人均有不同的"生物钟"。如百灵鸟型的人早上大脑特别清醒，而夜莺型的人晚上则特别清醒。因此，每人要摸索出自己大脑的活动规律，在大脑最清醒时用脑效果最好。

认识、理解问题要由易到难，循序渐进，这样就可以加强记忆力、理解力。反之，不懂"加减"就去突击"乘除"，欲速则不达，造成越是强迫大脑越是困惑不解的恶性循环。

要树立乐观情绪，力戒忧闷。情绪影响健康，也是影响智力活动的重要因素。当心情开朗、精神愉快时，大脑就兴奋灵敏，工作、学习起来效率就高；反之，情绪低沉、精神抑郁，大脑就会处于迟滞状态，学习和工作都没有精神。因此，我们应做到心胸豁达，精神愉快。

**情　绪**

　　情绪是人的各种感觉、思想和行为的一种综合的心理和生理状态。它是对外界刺激所产生的心理反应，以及附带的生理反应，如喜、怒、哀、乐等。情绪是个人的主观体验和感受，常跟心情、气质、性格和性情有关。

　　另外，脑力活动是高级神经活动，必须保证营养。高蛋白、维生素、充足的氧气都是不可缺少的。

# 脑的营养需求

　　据研究，大脑一天之内消耗的能量，只需两根大香蕉就可以提供。即便如此，大脑却显得非常高效。对于大脑来说，绝大多数能量都被用于维护日常运转，而冥思苦想所消耗的能量几乎可以忽略不计。

　　在日常膳食过程中，要注意摄入一些对脑有益的营养元素。大脑最喜欢"吃"糖，因为只有糖能顺利进入脑组织被脑细胞利用；大脑还喜欢"吃"卵磷脂。蛋黄、黄豆内含有很多卵磷脂，人应多吃蛋黄和黄豆等食品。大脑还要"吃"维生素和某些微量元素，摄入这些营养元素可以多吃菠菜、胡萝卜、橘子等。总之，合理膳食才能保证大脑的营养需求。

# ▶ 有助增强记忆的食物

大脑的高级智力活动是由无数个神经细胞一同完成的。这些神经细胞间彼此进行联合、协调，以发挥整体的作用，使人的大脑具有现代化电脑无法比拟的优点。营养对大脑的生长发育及正常的生理功能都有极大的影响。

有些食物不仅有助于发展智力，增强记忆力，激发人的创造力和想象力，使思维更敏捷，精力更集中，而且还可以帮助人应付压力，克服因思维迟钝引起的郁闷情绪，消除疼痛。

## ◎ 乙酰胆碱和卵磷脂

美国、英国、加拿大等国研究指出，大脑功能、记忆力强弱除靠积极的锻炼和掌握记忆的规律外，与大脑中乙酰胆碱含量也密切相关。卵磷脂是大脑合成乙酰胆碱的重要原料。试验表明，卵磷脂可促使人的智力提高。在考试前约一个半小时进食富含卵磷脂的食物，可使人更添胜算。

卵磷脂含量丰富的食物有：大麦芽、花生、鸡蛋、小牛肝、全麦粉、大米、鳟鱼、薄壳山核桃等。

## ◎ 蛋白质

充分的蛋白质是大脑的必需品。许多国际象棋冠军在令人精疲力竭的比赛开始前，饮食都以富含蛋白质的食物为主。蛋白质含量丰富的食物，尤其是鱼，是重要的健脑食品。但是在正餐时，是先吃鱼还是先吃碳水化合物呢？蛋白质中的两种竞争的氨基酸——酪氨酸和色氨酸竞先进入大脑发挥作用。最先进入大脑灰质细胞的起整体影响作用。如在饭后想保持专心警醒，要先吃蛋白质食品，后吃碳水化合物，即先吃鱼，后吃土豆、主食；如饭后想放松一下或小睡一会儿，那就先吃主食。如果脑力工作者需整天保持头脑敏锐，就要以高蛋白早餐开始，午餐就应先吃高蛋白质、低碳水化合物，后吃碳水化合物食品。

在海产品、豆类、禽类、肉类中含有大量络氨酸，这是主要的大脑刺激物质；而在谷类、面包、乳制品、土豆、面条、香蕉、葵花籽等食品中含有丰富色氨酸，虽然也是人脑所需食物，但在一定时间内有直接抑制大脑活动的作用，食后容易引起困倦感。

## ◎ 葡萄糖

大脑每天都需要糖分。神经系统中含糖量很少，必须靠血液随时供给葡萄糖。当血糖下降时，脑的耗氧量下降，轻者会感到疲倦，不能集中精力学习，重者会昏迷，尤其容易发生在不吃早餐者身上。

新鲜水果和蔬菜、谷类、豆类含有丰富的葡萄糖。

## ◎ 维生素

维生素 A、维生素 B、维生素 C 对抽象思维和良好的记忆很有帮助。维生素 C 被称为脑力泵，是最高水平的脑力活动所必需的物质，可以提高智商指数。缺乏维生素 $B_1$，会导致抑郁状态；缺乏维生素 $B_2$，即使是心理稳定的人也会出现忧郁、暴躁及恐惧症状；缺乏维生素 $B_6$，会降低血清素，而血清素较少就会导致抑郁症；缺乏维生素 $B_{12}$，表现为情绪失控或长期疲乏，易被误认为是早衰。维生素 E 是脑功能卫士，保护神经细胞膜和脑组织免受破坏脑力的自由基的侵袭，延长寿命，减缓衰老。维生素 E 含量丰富的食物有坚果油、豆油、大麦芽、谷物、坚果、鸡蛋及深色叶类蔬菜。维生素 A 也能保护大脑神经细胞免受自由基侵害。维生素 A 含量丰富的食物有动物肝脏、鱼油、胡萝卜、菠菜、散叶甘蓝、甘薯、南瓜、杏、番木瓜等，以及所有的黄色或橙色蔬菜。维生素严重缺乏者可服药补充，但应遵医嘱，不可过量。

### ◎ 矿物质

矿物质也是活跃大脑的必要元素。钠、锌、镁、钾、铁、钙、硒、铜可以防止记忆退化和神经系统的衰老，增强系统对自由基的抵抗力。许多水果、蔬菜都含有丰富的矿物质。缺铁会减弱注意力、延迟理解力和推理能力的发育，损害学习和记忆，使学习成绩下降；缺钠会减少大脑信息接收量；锌能增强人们的记忆力和智力，防止老年痴呆，缺锌可使人昏昏欲睡，萎靡不振，儿童发育停滞；缺钾会导致厌食、恶心、呕吐；钙可以活跃神经介质，提高记忆效率，缺钙会引起神经错乱、失眠、痉挛；缺镁，人体卵磷脂的合成会受到抑制，引起疲惫、记忆力减退。

### ◎ 银　杏

科学家研究发现，银杏叶和人参具有加速人的反应能力、提高记忆力和集中精力的功效。研究人员给受试者服用银杏叶或人参，结果表明两者都可增强记忆力。

银　杏

银杏是地球上最古老的树种，已有近亿年的历史。银杏（白果）叶一直被中医当作补脑药。它能促进大脑微毛细血管循环，增加大脑的供氧量，迅速增强大脑的警醒性，提高短期记忆，治疗记忆丧失、意志消沉、头晕目眩耳鸣，预防痴呆症。

### ◎ 人　参

在我国，人参一直是健康长寿补品

之王。它对大脑的功效与银杏相仿，可以调节人体生理系统，平衡血糖，促进代谢，调节心率，平衡血压。因为人参能提高一种对情绪和记忆很重要的神经递质水平，所以它能使人精力集中，头脑警醒，思维敏捷高效，增强短期记忆力和长期记忆力，提高学习能力。特别是在紧张、疲劳、工作过度的情况下，人参能起到镇静、消除疲劳、调节情绪、增强抗

### 拓展阅读

## 人参

人参，喜阴凉、湿润的气候，多生长于昼夜温差小的海拔 500～1 100 米山地缓坡或斜坡地的针阔混交林或杂木林中。由于它根部肥大，形若纺锤，常有分叉，全貌颇似人的头、手、足和四肢，故而称为人参。古代人参被雅称为黄精、地精、神草。人参又被人们称为"百草之王"，是闻名遐迩的"东北三宝"（人参、貂皮、鹿茸）之一。

### 拓展阅读

## 黄芪

黄芪，又名黄耆，为一种植物和中药材的统称。植物黄芪产于内蒙古、山西、甘肃、黑龙江等地，为国家三级保护植物。中药材黄芪为豆科草本植物，蒙古黄芪、膜荚黄芪的根，具有补气固表、利水退肿、生肌等功效。黄芪用作药材迄今已有近千年的历史。黄芪含皂苷、蔗糖、多糖、多种氨基酸、叶酸及硒、锌、铜等多种微量元素。它具有增强机体免疫功能、保肝、利尿、抗衰老、抗应激、降压和较广泛的抗菌作用。

紧张抗压力的能力、提高脑功能的作用。人参提取物可以平衡脑内多巴胺（DA）、环磷酸腺苷和乙酰胆碱浓度，可提高大脑记忆力和认知能力。此外人参含有中枢拟胆碱和拟儿茶酚胺活性物质，能促进蛋白质等物质的脑内合成。在行为药理实验中，人参萃取物易化了动物学习记忆的获得、巩固和再现过程，反应为自发活动与探究反应增加，可提高动物觉醒度和机动水平，从而加速了动物对学习活动条件反射的形

成。人参可促进大脑中乙酰胆碱系统与单胺类脑内神经介质的合成，这也与大脑记忆力的提升密切相关。DA 因子与去甲肾上腺素同是促进记忆的递质，苯丙胺酸为脑内生物胺前体，人参能促使苯丙胺酸前体物透过血脑屏障，这对 DA 与去甲肾上腺素的合成有利，从而促进了记忆。另外，三七、绞股蓝等具有与人参类似的益智促进作用，但总的效果不及人参作用强。

### ◎薄 荷

薄荷能防止大脑血液循环受阻。它具有强健、稳定神经，提高注意力，集中精力等作用。

### ◎葛根、党参

葛根、党参等富含胆碱，可显著提升人脑记忆力。此外中药川芎、杜仲、刺五加、补骨脂、黄芪、远志、白首乌等亦有此等益智成分。

### ◎大 枣

大枣富含多种生物碱及环磷酸腺苷、环磷酸鸟苷等。枣核含酸枣仁皂苷 A、B、$B_1$，又含包括硒、钙等在内的多种微量元素及天冬氨酸、天冬酰胺等，对增强记忆力有明显效果。

大 枣

### ◎灵 芝

灵芝内含甘氨酸、谷氨酸、r–氨基丁酸及有机锗及钙、锰、铁等人体必需微量元素，又含胆碱、磷脂酰乙醇胺、磷脂酰胆碱等。胆碱与相关物质作用可合成乙酰胆碱。

乙酰胆碱、甘氨酸等是人脑最重要的神经递质，补充这类物质可提高人脑记忆力。

### ◎ 核 桃

核桃富含卵磷脂、r-氨基丁酸等。卵磷脂是大脑中重要的信息储存介质，r-氨基丁酸是重要的神经递质，与 DA 等控制大脑神经系统图像、语言、运动、情感等信息的传递及维持意识清醒等。

### ◎ 淮 山

淮山内含儿茶酚乙胺、DA、胆碱及锰、磷、锌等多种微量元素及氧化钠、氧化钾、氧化钙、氧化镁等物质，有助于促进蛋白质合成、加速微循环和提高记忆力等。

### ◎ 龙 眼

龙眼古称益智，其果肉可溶部分含有葡萄糖、蛋白质、腺嘌呤和胆碱等。《本草纲目》谓龙眼主治心脾两虚、气血不足所致惊悸怔忡、失眠健忘、血虚萎黄诸症。《滇南本草》更谓龙眼具有养血安神、益智敛汗、开胃健脾之功效。现代科学研究证明，龙眼中所含胆碱是重要神经递质乙酰胆碱前体，故龙眼补脾益智安神一说具有充分的现代科学依据。龙眼适用于劳伤心脾、气血不足、惊悸怔忡、失眠健忘等症。

龙 眼

### ◎枸 杞

枸杞含甜菜碱、胡萝卜素、维生素 C、天冬氨酸、酪氨酸及藏红花醛，还含钾、钙、锰等元素，另含具促进免疫作用的多糖，又含牛磺酸、γ-氨基丁酸。枸杞所含天然植物牛磺酸对大脑及眼睛有良好的保护功能，能加速神经元的增生及延长，也有利于细胞在脑内移动及增长神经轴突。另在维持细胞膜电位平衡方面，牛磺酸亦同样重要。因为它能帮助电解质如钾、钠、钙及镁进出细胞，从而加强脑部的机能。由于牛磺酸有抑制神经作用，所以它亦有减少焦虑的作用。

## ➤ 健脑食物

一些健脑食品，其实是常见之物，如蛋黄、大豆、瘦肉、牛奶、鱼、动物内脏及胡萝卜、谷类等。这些食物不仅含有丰富的卵磷脂，且容易消化，对脑髓的发育也有积极的作用。

### ◎牛 奶

牛奶富含蛋白质、钙及大脑必需的维生素 $B_1$、氨基酸。牛奶中的钙最易吸收。用脑过度或失眠时，一杯热牛奶有助入睡。

### ◎鸡 蛋

鸡蛋被营养学家称为完全蛋白质模式，正常人每天一个鸡蛋即可满足需要。记忆力衰退的人每天吃五六个鸡蛋，可有效改善记忆（不适宜胆固醇高的人）。孩子从小适当吃鸡蛋，有益发展记忆力。

## ◎ 鱼 类

鱼类可以向大脑提供优质蛋白质和钙。淡水鱼所含的脂肪酸多为不饱和脂肪酸，能保护脑血管，对大脑细胞活动有促进作用。

## ◎ 贝 类

贝类的碳水化合物及脂肪含量非常低，几乎是纯蛋白质，可以激发大脑能量、提高情绪以及提高大脑功能。但是贝类比鱼类更容易积聚海洋毒素和污染物质。

## ◎ 味 精

味精主要成分是谷氨酸钠。谷氨酸是参加脑代谢的氨基酸之一，能增加脑内乙酰胆碱浓度，促进智力发育，维持和改进大脑机能，改善记忆力。

## ◎ 花 生

花生等坚果富含卵磷脂，常食能改善血液循环、抑制血小板凝集、防止脑血栓形成，可延缓脑功能衰退、增强记忆、延缓衰老，是名副其实的"长生果"。

花 生

---

### 🍃 知识小链接

#### 卵磷脂

磷脂属于一种混合物，是存在于动植物组织以及卵黄之中的一种黄褐色的油脂性物质，其构成成分包括磷酸、胆碱、脂肪酸、甘油、糖脂、甘油三酸酯以及磷脂。卵磷脂被誉为与蛋白质、维生素并列的"第三营养素"。

### ◎ 小 米

小米所含维生素 $B_1$ 和维生素 $B_2$ 高于大米。临床观察发现，吃小米有益于脑部保健，可延缓衰老。

### ◎ 玉 米

玉米胚中富含多种不饱和脂肪酸，有保护脑血管和降血脂作用，并且谷氨酸含量较高，能促进脑细胞代谢，具有健脑作用。

---

#### 知识小链接

**不饱和脂肪酸**

不饱和脂肪酸是构成体内脂肪的一种脂肪酸，是人体必需的脂肪酸。不饱和脂肪酸根据双键个数的不同，分为单不饱和脂肪酸和多不饱和脂肪酸两种。食物脂肪中，单不饱和脂肪酸有油酸，多不饱和脂肪酸有亚油酸、亚麻酸、花生四烯酸等。人体不能合成亚油酸和亚麻酸，必须从膳食中补充。

---

### ◎ 黄花菜

黄花菜可以安神解郁，但不宜生吃或单炒，以免中毒，应以干品和煮熟吃为好。

### ◎ 辣 椒

辣椒维生素 C 含量很高，且胡萝卜素含量也很丰富。辣椒所含的辣椒碱能刺激味觉、增强食欲、促进大脑血液循环。"辣"味还是刺激人体内追求事业成功的激素，使人精力充沛，思维活跃。

### ◎菠　菜

菠菜含丰富的维生素 A、维生素 C、维生素 $B_1$ 和维生素 $B_2$，是脑细胞代谢的最佳给养。它还含有大量叶绿素，具有健脑益智作用。

### ◎橘　类

橘子、柠檬、广柑、柚子等含有大量维生素 A、维生素 $B_1$ 和维生素 C，属典型的碱性食物，可以消除大量酸性食物对神经系统造成的危害。

### ◎菠萝与香蕉

菠萝含丰富维生素 C 和微量元素锰，而且热量少，常吃有生津提神、提高记忆力的作用。而香蕉则富含多巴胺、5－羟色胺、去甲肾上腺素等神经递质及其前体物质，可增强大脑的记忆力。

菠　萝

### ◎胡萝卜

胡萝卜可以刺激大脑物质交换，减轻背痛。

### ◎藻

藻含有丰富的叶绿素、维生素、矿物质、蛋白质，可以改善记忆力和注意力。

### ◎油　梨

油梨又名鳄梨、樟梨、酪梨或牛油果，原产墨西哥、厄瓜多尔和哥伦比

**油 梨**

亚等国，现全世界有许多国家栽培。在世界百科全书中，油梨被列为营养最丰富的水果之一，有"一个油梨相当于三个鸡蛋""贫者之奶油"的美誉。

油梨果为肉质核果，成熟时果皮从黄绿色、红棕色到棕色，熟后果皮变成黄绿、乳黄、褐色或暗绿色；果肉微软，肉色乳白、淡黄或乳黄，肉质极细腻；果肉具蛋黄味，略甜。

油梨果肉营养丰富，含有脂肪、糖分、蛋白质、纤维、灰分、维生素等，是一种高热能水果。营养价值与奶油相当，难能可贵的是油梨对大脑极有好处，是短期记忆的能量来源。

# 脑的感觉功能

　　人类在生存的过程中时刻都在感知自身存在的外部环境，感觉就是客观事物的各种特征和属性通过刺激人的不同的感觉器官引起兴奋，通过神经传导反映到大脑皮层的神经中枢，从而产生的反应。感觉的综合便形成了人对事物的认识及评价。

　　早在两千多年前就有人将人类的感觉划分成五种基本感觉，即视觉、听觉、触觉、嗅觉和味觉。现代心理学根据刺激物性质及所作用的感官性质，分为外部感觉和内部感觉。

## 躯体感觉

皮肤上分布有各种器官，肌肉、关节上也有一些器官。这些器官分别感受皮肤的触、压，肌肉缩短或伸长，以及关节位置等的刺激。其兴奋的传导路径有所不同：在躯体，是通过脊髓的背根神经节传入；在头面部，是通过三叉神经传入，到了大脑经过丘脑传到大脑皮层。根据对人和高等哺乳动物的实验结果，躯体特定部位的感觉在躯体感觉区有一定的机能定位，其定位呈倒立分布。

## 痛　觉

### 拓展阅读

#### 吗　啡

吗啡具有梦境一般的镇痛效果，所以科学家就以希腊神话当中的梦境与睡眠之神——摩耳甫斯的名称将这种麻醉式镇痛剂命名为"吗啡"。吗啡是一种精神科药物。作为镇痛剂，吗啡对减轻末期癌症病患、大面积烧烫伤患者的痛苦具有良多贡献。另外吗啡具有成瘾性，因此也是一种毒品。

痛觉的感受器为皮肤、内脏、关节、肌肉中的游离神经末梢。强烈的、损伤性的刺激作用会导致游离神经末梢兴奋。痛觉的传入路径类似于躯体感觉。不过痛觉的皮层区还不太清楚，可能比躯体感觉区更为广泛。

临床上有一种叫做错指痛或牵涉痛的症状，指的是内脏有病变时，同时指认躯体的某一部有疼痛，而其实那里没有什么异常。牵涉痛发生的原因是内脏病变部位的传入与牵涉所指部位的躯体感觉传入两者进到脊髓同一水平，兴奋有所扩散。这些神经冲动上传到大脑时，产生了"错觉"。

痛觉还可以受脑的调节，中国古代就有关云长"刮骨疗伤"的故事。这是因为脑内可以产生一些抗痛的物质，有的称为内源性阿片肽，它可以干扰痛觉的产生，甚至不产生疼痛感觉。

吗啡镇痛是一个古老的事实，但它的作用机制一直不太清楚。通过实验向动物脑的中央灰质区微量注射吗啡，具有较强的镇痛作用，最敏感的部位是大脑导水管周围灰质。这一现象的发现，成为以后研究人员关于脑内存在阿片受体及内源性阿片类物质的重大进展的先导。

## 视　觉

视觉的感受器是眼睛的视网膜。视网膜由三层神经细胞组成，外层（感光细胞层）、中间层、内层（神经节细胞层）。视网膜有两种感觉细胞：视锥负责亮光及分辨颜色；视杆负责暗光感觉。人感光的强度范围十分广阔，最弱的暗光只有几个光子，也可以为人眼所觉察。内层的神经节细胞负责把神经冲动传到丘脑的外侧膝状体，然后传到大脑皮层枕叶区。人看一个物体时，不但要看到它的亮度、颜色，还要看到它的图案、它的运动，这还要加上枕叶区以外皮层的功能。

人的眼球好比一个照相机，远处外界物体的平行光经过眼的折光系统成像于视网膜上。如果视网膜的前后径太长，物体就必须移得近一些，才能成像于视网膜上，这就是近视；反之则为远视。

基本
小知识

## 近 视

　　近视是指在调节放松的条件下，平行于视轴的平行光线通过眼球屈光系统的折射，汇聚在视网膜前，属于一种屈光不正。近视的人在看远处的物体时，不能在视网膜上清晰地成像，而在看近处的物体时，则可以看清。近视的人，通过眯起眼睛可以限制光线的入射，从而减小像差，使自己可以看得更清楚一些。

**眼球的水平切面**

　　从上面所述我们了解到，近视眼是外界物体平行光经过眼球晶状体成像于晶体之前，也就是说，眼球前后径相对于平行光成像太长了一些。所以，现代社会中近视的人多意味着其眼球前后径太长了一些。

　　通过实验把刚出生猴子的眼睑缝合后养起来，剥夺了其视网膜上的聚焦成像，结果猴子成年后眼睛的前后径变长。这个变化可能是视网膜局部的变化引起的。

因为切断视神经之后眼球前后径也变长，甚至剥夺部分视网膜的成像，眼球变化也会出现，但仅出现于该局部。

　　这个实验说明，平行光线的聚焦刺激可以改变眼球的长度。于是，有些科学工作者认为，现代社会条件下读书、写作增多可能减少了看远物的机会，干扰了视觉神经对眼睛发育的反馈调节，从而导致眼球前后径变长。

　　由此得出的一个推论：如果一些小孩盼望其眼球发育正常，就应该建立合理的眼睛活动节律，也就是要增加一些看远物的机会。当然，事实上很少有人会这样做，他们会情愿戴一副近视眼镜，而不愿意一会儿看近，一会儿看远，那样太麻烦了。但如果有少数人追求高视敏锐度的视觉，例如想做飞行员，他们也可以采取这种方法。请注意，眼球长短的变化持续到青春期（13～19岁）。也有人在尝试是否可以用药理学的方法来阻断这类异常生长。无论如何，剥夺聚焦光线会引起眼球前后径变长，而且此效应又很容易被阻断。这不能不说是一个惊人的发现。

有些青年在体检时发现自己有色盲，有人说，这与遗传有关。这究竟是怎么回事呢？

在正常条件下，只要把原色，即红、绿、蓝三种原色光加以混合，就能造成一种混合的色光；改变原色的强度，就能够与任何指定色光相匹配。所谓匹配是指受试者看到两种色光完全一样：一是指定的色光，一是三色光混合造成的色光。仅需要三种原色便能产生众多的不同色光，这一事实暗示人类，视网膜负责色觉的视锥细胞是分为感红、感蓝、感绿三套的。实验证实的确如此。

## 🔊 听　觉

人的听觉非常灵敏，听觉不但是语言训练的重要手段，更是欣赏音乐的门户，听觉对于人类十分重要。

听觉的感受细胞是位于基底膜上的毛细胞。声波经过外耳道、中耳的传导，传入到内耳，引起基底膜适当部位的振动，即共振。由于基底膜上毛细胞的兴奋，经听神经把神经冲动传到延髓的耳蜗核，然后经过丘脑的内侧膝状体，传到大脑皮层的颞叶。听觉皮层按照声音的频率进行地形学定位。

内耳中有与之相连的一套管道系统，称为迷路。迷路包括壶腹、椭圆囊以及三对半规管。壶腹及椭圆囊负责头部在空间的位置以及直线加速运动；半规管则负责旋转加速运动。前庭感觉经前庭神经传入延髓。然后传到丘脑，大脑皮层的前庭代表区可能靠近顶叶的躯体感觉区。

# ▶ 嗅 觉

前面所讲的各种感觉都是物理变量作用于感受细胞，它的作用是把物理能转变为细胞电变化，然后引起动作电位，但嗅觉与味觉是例外。因为嗅、味物质都是一些化学分子，嗅、味感觉可称为化学感觉。嗅、味感受细胞上配备有各种受体，它们把化学物质的作用转变为细胞内过程，然后引起细胞电位变化。

人嗅上皮细胞上有 2 000 种以上的受体，能接受空气中的气味物质。

人类可以分辨近 2 000 种气味，嗅球内约有 2 000 个小球，而嗅觉感受器上的嗅受体分子基因也是约 2 000 个。大脑如何辨别这么多的气味？至少有两种可能性。一是不同的气味以"专线"的方式定位，这就是说含有特异嗅感受器的嗅上皮神经元与相应中枢之间存在"专线"；二是嗅味信息不依赖于一个解剖上可辨的定位，而依赖于一个计算线路。两者以何者为是，目前尚难定论。

研究人员的工作证明：嗅上皮向嗅球的投射具有定位关系。这种定位是在表达特定嗅感受器受体分子的嗅上皮相邻片块与嗅小球（初级加工线路）亚群之间存在的对应定位关系。因为个别嗅感受器神经元仅表达一个或很少几个嗅受体分子的基因，这种含不同受体分子的感受器神经元同嗅球中的小球相匹配，有可能在脑内造成一种嗅味的特异定位图。这些材料同定位图研究结果相结合，提示嗅通路上可能存在专线。但另一方面也应当注意到，我们能够把一系列多种嗅味组合成为一种嗅感觉。嗅知觉（以及记忆）的这一方面事实又似乎支持在嗅系统神经元间进行着活动加工，支持计算模式。

嗅觉的中枢传导同所有感觉传导有所不同，由嗅上皮传向嗅球后，不经丘脑而直接传向大脑皮层边缘区。

## ▷ 味 觉

舌头上有味蕾，味蕾的味细胞上大致有接受咸（$Na^+$）、酸（$H^+$）、苦、甜等味道的不同受体。这些味觉由面神经经延髓传入到丘脑，然后到大脑皮层顶叶及岛叶。

味蕾还能接受一些含刺激性的化学物质，如 $SO_2$、氨、酒精、醋酸、甲醇、辣椒素。但

味 蕾

这种感觉是由三叉神经化学感受器负责的，其先传入经三叉神经系统，再经丘脑到大脑皮层。

占世界人口 1/3 的人食用辣椒。辣椒素是辣椒产生浓辣味的内含物，它能激活损伤感受性 C 类纤维中的多模感受器，其作用机制是开放配基（辣椒素）门控离子通道从而使 $Na^+$ 及 $Ca^{2+}$ 内流。迄今已在所有哺乳动物多种损伤感受器上发现辣椒素的受体。辣椒素作用于口腔粘膜是一种刺激剂，引起保

## 拓展阅读

### 醋　酸

　　醋酸，也叫乙酸，化学式 $CH_3COOH$，是一种有机一元酸，为食醋内酸味及刺激性气味的来源。纯的无水乙酸（冰醋酸）是无色的吸湿性液体，凝固点为 $16.6℃$，凝固后为无色晶体。尽管根据乙酸在水溶液中的解离能力它是一种弱酸，但是乙酸是具有腐蚀性的，其蒸汽对眼和鼻有刺激性作用。

护性反应；注射入皮内则引起烧灼痛并导致对温度、机械刺激的过敏性痛。辣椒素使痛神经纤维失敏，并使一些外周及中枢神经纤维不再释放神经调制物。因此辣椒素在临床上属于止痛及抗炎药物，通常以油膏的形式局部应用，可用于制止因关节炎、疱疹后神经痛、乳突切除术、三叉神经痛等所引起的疼痛。因此，辣椒素既是一种很有刺激性的味觉刺激物，又是一种有用的止痛药。

# 脑的认知功能

　　人类通过大脑与外界传递信息，感官接受外界刺激，并在大脑中储存。认知是人类大脑的基本功能之一，主要靠颞叶来完成。颞叶是大脑的一叶，位于额叶和顶叶的下方、枕叶的前方。颞叶的背侧是外侧裂。颞叶的颞上回是初级和次级听觉皮层的所在地，为处理听觉信息的中枢。颞叶内侧的海马体在形成长期记忆中扮演着重要的角色。颞叶底部的皮层参与视觉中的物体和人脸识别。

## 联络皮层

从字义上说，认知是指我们依赖它而知悉环境，或认知世界。用神经生物学的术语来描写，"认知"便是当外周刺激或内部动机到来时，注意确定或辨认，以及设计有意义的反应的能力。

**大脑功能区分布图**

认知主要由联络皮层负责，它们的功能概括起来是：①对特定刺激有选择地加以注意，②辨认并确定相关刺激的特征，③设计并执行反应。按照粗略的评估，颞叶皮层与辨认，顶叶皮层与注意，额叶皮层与设计及执行反应关系较为密切和重要。

联络皮层负责认知，还有其他两方面的根据或理由：一是在从低等到高等的动物大脑皮层的比较中，联络皮层所占的比重越来越大。另外一个根据是组织学上的，联络皮层不接受来自感觉中转站（例如丘脑）的传入联系，也不直接向运动传导通路上的驿站发出投射。它们的联系似乎主要是大脑皮层与大脑皮层之间的。这种联系方式也与认知功能的特点比较一致。

## ◪ 顶叶与注意

顶叶损伤病人的主要功能缺损是知觉和注意方面。病人对自己身体以及周围物品好像只看到同侧一边，称为"对侧忽略性症候群"。让这类病人按一张原图做复述描述，就可看出他的"对侧忽略"问题来了。

**基本小知识**

### 知 觉

知觉是外界刺激作用于感官时，人脑对外界的整体的看法和理解，它为我们对外界的感觉信息进行组织和解释。在认知科学中，也可看作一组程序，包括获取感官信息、理解信息、筛选信息、组织信息。与感觉不同，知觉反映的是由对象的各样属性及关系构成的整体。

根据测量正常人脑在注意时顶叶两侧血流量变化的结果，显示顶叶同注意有关。左侧顶叶仅能注意到右侧，而右侧顶叶则能注意左、右两边。因此，注意功能在脑内两侧分布也是不对称的。有人用微电极方法研究顶叶神经元的活动，也发现了专门负责注意的神经元放电活动。

## ◪ 颞叶与辨认

颞叶损伤最明显的缺陷是病人不能认识、确定及叫出所看到的物体。顶叶病人是看不到，视而不见；颞叶病人是视而不识。颞叶是视觉皮层腹侧通路所及之处，而腹侧通路所管的是"什么（what）"。不能辨认面孔同视觉的"是什么"路径的关系显然很值得深入追究。有人在猴子的下颞叶找到神经元，它的放电专被猴子面孔的出现所激活，这也是一种辨认。

## ◆ 额叶与设计

额叶认知功能是从额叶损伤病人的症状中领悟出来的。额叶损伤对病人的影响是广泛和毁灭性的。"广泛"即影响很多方面，因为额叶不但接受来自感觉和运动皮层的信息，也接受来自顶叶、颞叶的信息；所谓"毁灭性"是指他的为人完全变了。

额叶损伤所表现的症状，重要的是病人不能对环境作出恰当的行为反应。动物实验发现，猴子的额叶皮层也有着一些神经元，它的活动同设计某些行动有关。

# 脑是怎样指挥运动的

　　大脑皮质运动区结构的基本单位是"运动柱"，细胞呈纵向柱状排列。同一"运动柱"与同一个关节的运动有关。"运动柱"内细胞之间的环路，使不同层次的神经元广泛联系，对输入信息的总和发生反应。大脑皮质运动区对躯体运动的调节交叉进行，一侧运动皮质支配另一侧躯体肌肉的活动；皮质一定区域支配一定部位的肌肉，具有精细的机能定位，呈倒立分布，但比例并不相当；身体不同部位在大脑皮质上的代表区所占面积的大小与运动的精细复杂程度有关。

## 大脑皮层的运动管理区

大脑皮层管理运动的脑区不止一处，其中最直接的是初级运动区，其他还有辅助运动区等。

通过动物实验，发现用直流电刺激猫或狗的一侧额叶皮层，能引起对侧肢体运动。随后研究人员详细划定了狗及猴运动区的范围。实验证明，刺激猴顶叶中央前回及额叶的一部分均可产生运动。对于人体，根据癫痫发作时动作扩散的次序，研究人员提出运动在皮层有其代表区的设想。

用电刺激动物大脑皮层运动区的结果表明，初级运动皮层有一个人体肌肉收缩的图像存在。研究人员进一步提出一个问题：大脑皮层运动区是否就像钢琴的琴键，指挥运动就是按键操作？另外，这是指对一条肌肉而言的呢，还是指对一个动作而言的呢？以前的实验结果表明，图像的一个小点受刺激常常会激活单块肌肉。但近来的解剖学及电生理学研究都表明，情形比"一个点管理一块肌肉"的看法要复杂得多。例如，已知个别锥体束神

**拓展阅读**

### 癫 痫

癫痫，或称脑痫、羊痫，是一种神经系统疾病，通常是脑病变造成的脑细胞突然异常的过度放电引发的脑功能失调。痉挛是典型的癫痫症状之一，常伴随僵直性、间接性的不随意运动，也有不伴随痉挛的发作类型。另外、可能出现突然丧失意识、丧失记忆，突然昏倒，四肢抽搐，口吐白沫，大声喊叫等症状，癫痫发作大多数属于暂时性，一般数分钟至数十分钟即恢复如常人。但是癫痫具有病历长，反复发作的特点，由此引发的后遗症甚至能造成智能障碍。

经元可以终止于许多脊髓运动神经元，而这些神经元是支配不同肌肉的。这一现象即使在运动管理最为精细的脑区（如管理手运动的脑区）也依然存在。进一步电生理微刺激实验则表明，单块肌肉可以在大脑皮层有广泛的代表区，在灵长类大脑皮层，可达到 2～3 毫米。由此看来，似乎运动皮层内的水平联结把一群神经元组成为一个集体。这个集体则协调了一群脊髓腹角细胞的活动，从而产生某一躯体动作。由此可以看出皮层功能定位的复杂与精细。

感觉运动天才如优秀运动员、芭蕾演员或音乐会演出家，他们之所以能达到那种超群的速度及协调动作，是否有其神经系统的结构基础呢？非创伤性脑成像技术的广泛应用，使人们在获得了一大批资料的基础上，试图来回答这一问题。多数研究的目标是证明脑代表区的大小与运动才能的高低有关。科学家研究了职业小提琴手、大提琴手，以及经典吉他演奏家的脑成像图后，得出的结论是：他们的右侧初级运动感觉皮层的左手指区比非音乐家的相应脑区较大。一般而言，运动才能的高低将反映在实现这一技能的脑区的大小上。这种看法是容易被人接受的。

从不同种动物的比较中也可以看出，一种特殊的本领一定是基于相对应的精细脑回路。这意味着该回路必定会有更多的神经元、更多的突触、更多的支持性胶质细胞，所有这些都占有一定体积。不同种动物躯体代表区在初级躯体感觉及运动皮层的大小比例，反映了各自的特异的机械感觉及运动控制的细微特点。行为能力跟脑区大小之间的关系在同一种动物发育过程中某一特定能力减弱或从未出现的条件下也很明显。现尚不清楚的是，这一原则是否适用于人类。例如，在细胞构筑上不论是初级感觉区或运动区，大脑半球面积大小的不对称的平均数是否有区别。因为有 90% 的人使用右手操作，照例说应该有某些不对称性出现。似乎个别感觉运动天才的皮层脑区大小也应不同于一般人，但这一问题的研究也还刚刚开始。

## 脊髓的运动反射

　　躯体感觉经脊髓背根传入脊髓，然后经过脊髓中枢的加工，又经运动神经把冲动传向肌肉，这样就完成了一个反射弧。医生用锤子叩打病人膝盖，病人小腿向前抬一下，这叫膝跳反射，是最简单的反射，由于股四头肌受了牵拉，所以又称牵张反射。一个人的手被锐器扎了一下，很快缩回，这也是一种反射，但这个反射的反射弧比膝跳反射稍复杂一些。这种反射对人体具有保护意义，使人体离开损伤的环境，一般是曲屈，所以称为屈反射。

### 拓展阅读

#### 膝跳反射

　　膝跳反射是一种反射动作，当膝关节半屈和小腿自由下垂时，轻敲一下膝盖骨下方，引起股四头肌收缩，小腿就会有往前踢的反应。反射弧的传入和传出途径都通过支配股四头肌的脊神经，中枢在脊髓第三、四腰节段。这种反射动作属单突触反射，因为只需要单一突触的通路即可完成这个反射，并不会经过联络神经元的传导。

　　牵张反射是人体维持姿势的基础。因为不论你处于哪一个体位，总有这块或那块肌肉受到牵张，因此受到牵张的那块肌肉就相对紧张。脑干对姿势的调节，也是对牵张反射的增强或减弱。

　　脑干接受前庭等的感觉传入，通过一些下行传导径调节人体的姿势与管理运动。走步的姿势协调要有中脑走步中枢的参与。

# 脑是怎样思维的

　　大脑思维，主要是指人类自出生便具有的生理功能，这也是人类智商的关键组成，是建立在大脑活体基础之上的一种人类特有思维。大脑思维的思维流程可分为以下步骤：1. 信息采集，主要依靠人的眼睛、耳朵、手、皮肤等一切可以对自然产生感应的器官进行信息采集，所采集的信息将会全部记录于大脑。2. 资源整理，主要是将采集后的信息进行整合，其主要目的是选取优先分析项，依次排序，便利分析。3. 数据分析，就是对整理出来的资源进行分析，进而形成有用的并可以被自身理解的数据。

# 大脑皮层——大脑的思维器官

大脑是人体的神经中枢。人体的一切生理活动，如脏器的活动，肢体的运动，感觉的产生，机体的协调以及说话、识字、思维等等，都是由大脑支配与指挥的。

人类区别于动物的根本点，在于人体不仅具有维持生命的生理活动，而且具有高级精神活动，它由意识、思维和心理状态构成。

随着科学的发展，人类早就开始了对大脑的研究。然而，只有到了现代科学高度发展的今天，这些研究才真正取得了显著的进展，科学家们才真正开始了对包括"大脑怎样思维"在内的，关于"大脑是怎样进行工作的"重大课题的研究。

大脑由左右两个大脑半球组成，每个大脑半球表层厚约 2 毫米，神经细胞的细胞体集中的灰质部分是"大脑皮层"。人的大脑皮层布满了褶皱，有很多下凹的"沟"和隆起的"回"，因而大大增加了大脑皮层的面积。而大脑内部的实体白质部分，则由神经细胞的神经纤维（轴突）组成，其中还有相当数量的绝缘物质，把联结大脑各部分的作为导线的神经纤维包裹绝缘起来，使之具有良好的信息传递功能。一般说来，动物越高等，大脑就越大。但脑的体积和重量不是衡量动物和人的智力高低的指标；脑重与体重之比也不是衡量智力高低的指标；只有大脑皮层才是包括智力在内的一切高级精神活动的物质基础。如果把大脑皮层摊平，人的大脑皮层的面积约为 1.5 平方米，约有 4 张打印纸那么大；黑猩猩的约有 1 张打印纸那么大；猴子的约只有 1 张明信片大小；而老鼠的则小到约 1 张邮票那么大，可见人类的大脑皮层最为发达。研究证实，大脑皮层是人的思维器官。

　　科学家们已经了解，人的大脑皮层的不同区域执行着不同的功能，可以分为感觉区、记忆区、语言区、识字区和运动区等等；在思维过程中，各个分区的功能又协同一致，共同工作。例如，谈话或驾驶汽车，看起来似乎极其简单，而支配这些活动的却是复杂的大脑精神活动：当事者需要把当时听到、看到的各种感觉信息，与大脑中原来储存的知识、经验进行比较，并结合起来加以运用。大脑每时每刻的意识（感觉、思维等的总和）与保存在大脑中的信息的瞬间检索结合起来，构成了所谓记忆活动。记忆活动使人不仅能够制定未来的计划，而且能够把思想和观念整理得井井有条，进而进行逻辑思维，将感觉到的信息加以分析和综合，以揭示不能直接感知到的事物的本质和运动规律。科学家们获得的许多研究证据表明，大脑皮层的前额叶部位是记忆活动的中心，大脑的思维活动与这个部位直接相关。大脑皮层额叶受损的病人，由于记忆能力受损而不能正确分析、判断，不能正确思维，因而在运用知识和经验去指导自己在日常生活中采取适当的行为方面，表现出严重的缺陷。

## ▶ 神经递质的活动

　　人体组织活动的基础单位是细胞，所以大脑思维活动也是起始于细胞的活动。大脑神经细胞的活动是信息的传递，因而思维活动实质上是一系列的信息传递过程。神经信息在一个神经细胞之内的传递，是以动作电位构成的神经冲动为载体的；而在神经细胞之间的信息传递，则是由一些被称为"神经递质"的化学物质介导的。神经递质是神经细胞接收到神经冲动之后释放出来的，这些递质又使下一个神经细胞产生神经冲动，从而使神经信息从一个神经细胞传递到另一个神经细胞。因此，神经递质的活动是思维的化学基础。这一点在对思维性疾病观察与治疗过程中得到了确认。老年痴呆症是一种常见的思维性疾病，表现为记忆丧失、忧郁、行为怪异、思维混乱，甚至发展到不能说话、不能行动、不会思维的程度。科学家们发现，这种疾病是由于一些与思维过程有关的大脑神经细胞的丧失，以及大脑化学物质的异常，即大脑皮层里的一种叫做乙酰胆碱转移酶的物质显著减少，从而使得合成出的一种神经递质——乙酰胆碱变少，致使记忆力丧失与思维混乱。

在神经细胞之间，通过神经递质传递神经冲动所携带的神经信息的，是一种具有特殊结构的叫做突触的接触点。正是在大脑神经细胞之间存在的这种突触结构，实现着大脑中的化学信息传递，构成了思维活动的基础。一个典型的神经细胞可能会有成千上万个突触，能接收来自近千个其他神经细胞的信息。大脑神经细胞之间通过突触高度有序的独特结构和特异性相互联结，构成了功能完善的复杂的神经网络系统，实现着进行思维活动所需的神经信息的信息处理。大脑的功能正是依靠神经信息在神经网络组成的复杂的、层层叠叠的神经线路中的传递来执行的。

## ◑ 脑体积与智力的关系

大脑是人体中最复杂的部分，也是宇宙中已知的最为复杂的组织结构。大脑虽然重量很轻，却由上千亿个神经细胞所组成，这个数字与整个银河系中全部星球的数目大致相同。大脑的复杂性还在于组成它的那些数目巨大的神经细胞在形状和功能方面的多样性，以及千差万别的神经细胞结构和分子组成。因此，关于大脑功能的研究便成为现代科学所面临的最深奥的课题，也许会成为最难攻克的科学堡垒。关于脑功能的研究，已经列入我国开展重大基础科学研究的"攀登计划"。美国政府命名20世纪90年代为"脑的10年",支持发展神经科学,促进脑的研究。20世纪80年代后期,欧洲共同体也提出了大力开展脑研究的"脑计划"。日本继1986年制订并实施了将脑研究放在重要位置的"人类前沿科学计划"之后,又于1996年推出了名为

**拓展阅读**

**欧共体**

欧洲共同体是由欧洲煤钢共同体、欧洲原子能共同体和欧洲经济共同体三个独立组织组成。其中,欧洲经济共同体最重要。

"脑科学时代"的为期20年的脑科学计划纲要,大力推进脑的研究。依据现代科学的总体发展水平和各国科学家对脑研究的重视程度,科学家们纷纷预言:开展脑功能研究的"脑科学",将在21世纪自然科学发展中占据特别重要的地位。

# 语言与左右大脑功能的关系

　　语言是人类特有的沟通方式。语言是大脑的产物，就大脑来说，语言分"脑语"和"嘴语"。"脑语"是我们时时在大脑里产生的称作"思考"、"思想"或"思维"的东西，"脑语"被嘴表达出来就叫"嘴语"。语言是一个人能力的重要表现。

## 语言的左脑倾向化

人类认知的一个非常显著的特点是它具备一种特殊能力，即赋予设定的符号以特定意义，用以报告人的思想和情绪。语言就是这样一种能力。对失语症病人脑区的研究表明，人脑的语言能力位于联络皮层颞叶、额叶的某几个特定区域。多数人的此脑区位于左侧。但是，语言的情感性成分主要在右侧大脑半球。先天性耳聋病人只有手势而无语言，结果与手势语言有关的脑区跟正常人语言脑区是相同的，因此，跟语言有关的这些脑区实际上也不单单是为了语言。它是为了符号的代表，为了通信。

语言功能主要在左侧大脑，这是一种侧向上的分化。但这并不是说，一侧半球比另一侧半球优势，这仅仅说明左、右半球的分工。还应当说明一点，语言区同相关的感觉区或运动区不是一回事。例如：运动语言区不是口、舌、喉及咽的运动区，感觉语言区也不是听话或看书写字的区。

人脑的不少认知功能是侧向化的。要测试两侧大脑半球功能是否有差别，首先必须分别测试两侧大脑半球的功能。胼胝体切断的裂脑人为此提供了良好的条件。在胼胝体切断的条件下，左、右半球之间的信息交往已经割断。如果在屏幕上快速地出现图形或物体，则经左侧视野进去的信息，仅仅传到右半球；相反则仅传导到左侧半球。这种实验证明：人的左侧半球对书写的要求可以用语言作回答，而右侧则不能。经过大量实验，结论是：大多数人的左侧半球特异地负责口头的和符号的加工，而右侧半球更擅长于视空间及情绪功能。

当然，右侧半球不是没有语言功能，因为它能对书写命令作出反应。因此，原来认为仅左半球有语言功能的说法是不够严格的。可以说，左侧半球讲得比右侧半球要好得多。不仅功能上有侧向化，解剖上也有侧向化，如多数人颞叶上部称为颞平面的这一区，左侧大于右侧。

## ☛ 左利手、右利手与语言的侧向化

大约 10 个人中有 9 个是惯用右手的，即右利手，这一比例几千年不变，在各种不同人种中均如此。确定左利手、右利手的方法一般是这样的：给出一系列用手操作的问题让受试者回答。例如问："你用哪一只手握筷子？""你用哪一只手写字？""你用哪一只手干活？"然后对每个问题都评分，以便评价他倾向于哪一侧，并作出定量度量。人类学家从古人类的工具形迹中寻找线索，例如：一柄打火用的斧子，是右利人还是左利人制造的？古代雕刻的形象中出现的人，是用右手，还是用左手？根据这些资料，我们可以知道祖先人类大多数是右利手。还有一些资料表明，从小老鼠到猴，动物似乎也优先用右爪，至少在某些方面如此。

左利手还是右利手会对一个人产生许多影响。在左利人看来，市场上展示的产品呈现右利者的特点。像剪刀、小洋刀、咖啡罐及动力工具等器具都是按照右利人的使用习惯制作的。书、杂志的装帧是按右手翻阅方便而设计的。不信你可以试一试用左手翻书。甚至高尔夫棒、吉他也是方便右利

**趣味点击　吉他**

吉他，又译为结他，属于弹拨乐器，通常有六条弦，形状与提琴相似。吉他在流行音乐、摇滚音乐、蓝调、佛朗明哥中，常被视为主要乐器。而在古典音乐的领域里，吉他常以独奏或二重奏的形式演出；当然，在室内乐和管弦乐中，吉他亦扮演着相当程度的陪衬角色。

人的。正是因此，左利的人在操作中出事故的几率就高。有报道，左利人的交通事故率数倍于右利者。但有些动作却对左利人方便，如国际击剑冠军似乎是左利者多。道理也很简单，对手多数是右利者，右利者难以躲避左利者的攻击。

## 拓展阅读

### 巴比妥钠

　　白色结晶或结晶性粉末，性稳定，无气味，味苦。它能溶于水，水溶液呈碱性，微溶于醇，不溶于醚和氯仿。它常用作色谱分析试剂，也用于医药、塑料及有机合成等工业。

　　用手右利、左利同其他侧向功能，特别是语言功能之间的关系，历来是一个引起思想混乱的问题。很显然，难于把用手左利、右利与语言功能联系在一起。有一个实验的结果就可以否定两者有联系的说法。这个实验是向受试者一侧颈动脉注射巴比妥钠（一种麻醉药），然后看哪一侧大脑半球被麻醉后而语言功能丧失。结果证明，极多数的人左侧大脑半球管理语言功能，那就是说，仅极少数人的语言由右侧大脑半球所控制。但是左利的人所占人群百分比远高于语言由右侧大脑半球所控制的人，所以很难说语言功能同左利、右利有关。

　　据目前所知来看，用手左利、右利，如同语言一样，是用脑两侧特异化的一种象征。其所以用左手或右手，必然是因为脑的这一侧有关的神经回路整合在一起对某个人最为有利，这个人就用了最有利的那一侧手。

# 大脑记忆之谜

从生理学讲，记忆是人脑对经历过的事物的识记、保持、再现或再认。识记即识别和记住事物特点及联系，它的生理基础为大脑皮层形成了相应的暂时神经联系；保持即暂时联系以痕迹的形式留存于脑中；再现或再认则为暂时联系的再活跃。通过识记和保持可积累知识经验；通过再现或再认可恢复过去的知识经验。

# 记忆机理

科学研究证明，如果我们把大脑的神经功能细胞全部激活，读万卷书并牢牢地记住，其实只需短短的几年工夫。但可惜的是，人类大脑的记忆潜能只利用了不到5%。据说犹太人的聪明就源于他们记忆能力的超群。过目不忘是每个人的奢望，记忆能力的强弱是决定聪明与平庸的关键。

古希腊的神话故事说，记忆是神起的作用。有个叫尼库妮西的女神，专管生灵的记忆，"记忆"一词就来自她的名字。其实，记忆是脑的功能。如果睡着了，或麻醉后暂时失去意识，外界的一切事物也就无从感知、无法记忆了。

记忆其实是一种活动系统，它接受、改变、重现信息。记忆的运作类似于一台计算机，信息首先经过编码成为可操作的数据，这个步骤如同将数据输入电脑；然后，信息就会被分门别类地贮存起来或装入系统，等待需要的时候再提取出来。通常我们记住一件事，从编码、贮存，再到提取，是一个完整的记忆过程。

一位科学家曾说过一句话："记忆是生存的条件。"脑为了生存而活动，记忆也是生存机能之一。脑的主要功能就是思维和记忆，这是脑给躯体发布各种指令的必要前提。记忆则是思维活动的必要条件，没有记忆，思维无从"想"起。

一位医生曾经在给一个癫痫病人做手术时，偶然刺激到病人右侧大脑半球的颞上叶，病人突然回忆起以往曾经听到过的一个管弦乐队演奏的情景。当医生重复刺激时，病人又听到了同样的音乐。事实表明，大脑颞叶是重要的记忆中枢。此后，科学家相继发现，大脑边缘系统的许多区域，也与记忆有关。

# ◆ 记忆分类

　　给记忆分类的依据很多，依记忆的内容分类，大致可分为逻辑记忆、形象记忆、情绪记忆、运动记忆。在日常生活中，这4种记忆形式不是单独存在的，它们相互联系，你中有我，我中有你。情绪记忆就是把体验过的情绪和情感作为内容的记忆，运动记忆就是把做过的运动或者动作作为内容的记忆。这两种记忆最后还会落实成具体的概念或者形象被我们记忆下来。所以我们大脑的记忆大致无外乎逻辑记忆与形象记忆。

　　逻辑记忆就是把概念、公式和规律等逻辑思维过程作为内容的记忆。例如对数学公式、物理定理、语言词汇的记忆。形象记忆就是把感知过的事物的形象作为内容的记忆。例如，你看到大街上行驶的汽车，就会对汽车的形状、颜色有记忆。而你对车牌号的记忆则是逻辑记忆。

　　逻辑记忆和形象记忆是我们大脑的两个内存。这两个内存的大小与功能强弱，决定着我们的各种潜能的发挥。同时，每个人的这两个内存也有着自己的偏好。有的人逻辑记忆内存大于形象记忆内存，有的人形象记忆内存大于逻辑记忆内存。生活中常有这样的现象，同时对一个人的回忆，有些人想起的是这个人的年龄、姓名，但怎么也想不起来他的面貌特征了；而有的人却想起了这个人的面貌特征，但总是想不起来他姓甚名谁了。这种现象的产生和左、右脑的优势不同有很大的关系。

　　大脑的颞叶是重要的记忆中枢，有人说："记忆是智慧的仓库。"按照大脑分区的说法，人的左颞叶偏重于逻辑记忆，是我们的逻辑记忆内存。古今中外，逻辑记忆内存高强的人大有人在。国外有一种背诵圆周率的比赛，1957年一个英国人背到了小数点后面5050位；1978年，加拿大一位17岁的中学生，背到了小数点后面8750位；最厉害的是日本索尼电器公司的一个职员，竟能准确地把圆周率背到小数点后面2万位。

### 圆周率

圆周率，一般以"π"来表示，是一个在数学及物理学中普遍存在的数学常数，是精确计算圆周长、圆面积、球体积等几何量的关键值，其定义为圆的周长与直径的比值，也等于圆的面积与半径平方的比值。在分析学里，π可以严格定义为满足 $\sin(x)=0$ 的最小正实数 $x$。

人的大脑的右颞叶，偏重于形象记忆，是我们的形象记忆内存。科学证明人在8岁以前，主要是运用右脑。

人脑的两个内存并不是孤立地恪尽职守，它们之间的相互合作精神很强。左右颞叶的相互协调正是记忆力高强的重要条件。

## ◤ 记忆之谜

犹太人的聪明，世人有目共睹。20世纪以来，他们当中涌现了为数众多的诺贝尔奖得主，在美国的国民经济中，犹太人占有举足轻重的地位。脑科学家们一直试图揭开犹太人聪明的奥秘，美国和瑞典的科学家先后发现了其中的奥秘：犹太人之所以智商超群，与犹太民族饮食中的一种能够激发记忆能力的物质有关。

这只是人们探索大脑记忆奥秘的一个插曲。其实，人的一生，就是一条流动的记忆链。摸清这个记忆链的诸多环节，一直是人们的不懈追求。

人们发现，人的记忆力跟大脑细胞的数量有关。著名物理学家爱因斯坦逝世后，神经组织学家仔细研究了他的大脑组织切片，发现他的大脑细胞数量远远超过一般人。人的记忆力不但与遗传因素有关，还与后天的勤奋有关。儿童的脑细胞数量比成年人多，是因为成人的有些脑细胞在后天得不到记忆的锻炼，而自行死亡。

**趣味点击　　涡虫**

涡虫纲扁形动物门，体表具纤毛，摆动时积水呈涡状。多数为自由生活种类，生活在池塘、溪流的石块下，或者在海水中，也有些生活在土中。它们主要吃小的水生动物、动物尸体及动物内脏。涡虫属于能迅速再生的动物之一，若把一条涡虫切开200多块，则会长成200多条涡虫。

记忆究竟以什么形式存在于头脑之中呢？这是科学家们十分关注的又一个记忆之谜。自20世纪60年代，人们就设想人脑细胞中可能有无数的记忆分子。美国的一位心理学教授曾用涡虫做实验：在开灯的同时电击涡虫，多次重复后涡虫一见灯光便蜷缩起来。未经训练的涡虫不会对灯光产生逃避反应。然后又把训练过的涡虫磨碎，给未经训练的涡虫作饲料，结果这些涡虫也产生对光的逃避反应。由此看来，带有这一信息的某些化学物质，已被输入未经训练的涡虫体内。也就是说，记

**拓展阅读**

**核糖核酸**

核糖核酸 RNA 是一种重要的生物大分子，因分子由核糖核苷酸组成而得名。每个 RNA 分子都由核苷酸单元长链组成，每个核苷酸单元含有一个含氮碱基、一个核糖苷和一个磷酸基。RNA 是具有细胞结构的生物的遗传信息中间载体，并参与蛋白质合成，还参与基因表达调控。RNA 存在于一切细胞的细胞质和细胞核中，也存在于大多数已知的植物病毒和部分动物病毒以及一些噬菌体中。对一部分病毒而言，RNA 是其唯一的遗传物质。

忆与化学物质有关。

曾经有一位科学家用大白鼠做实验。他把大白鼠放在由暗室和亮室组成的间隔箱内，通常大白鼠都从亮室跑到暗室。可是，当暗室的电击装置使它们经受电击恐怖训练之后，大白鼠便不再到暗室去了。科学家抽取大白鼠脑室内含有核糖核酸和蛋白质的脑脊液，注射到未经训练的大白鼠脑室内，后者也同受过训练的大白鼠一样"弃暗投明"了。后来，又有一位科学家，从4 000只经过上述训练的大白鼠脑内分离出一种多肽物质，这是由14个氨基酸组成的单链，称之为恐暗素。把这种恐暗素注到未经训练的3 000只小白鼠的脑内，结果大多数小白鼠产生了逃避黑暗的反应。据此他们认为，恐暗素把大白鼠害怕黑暗的信息带给了小白鼠。

## ✪ 记忆功能区——海马区

科学家试图从另一个领域探寻大脑的奥秘。他把人的记忆分成了3个类型。

第一种类型的记忆是遗传记忆。性细胞中记录了一切生物的结构和活动原则，这些特性随着性细胞世代相传。遗传记忆惰性大，难以改变。正是这样才保证了下一代与上一代相似，才避免了自然界中各种因素的混杂。遗传记忆的信息量非常大。科学界认为，只要有2%的遗传因子就能保留人的结构的全部信息，那么其余98%的遗传因子包含的是什么信息呢？原来，一部分遗传因子是从祖先那里继承下来的。这部分因子可以说是上帝和自然界赐予的，它们在通常条件下处于隐蔽地位。一旦地球上发生灾难，生活条件变得与祖先经历过的相似的时候，现代人的体内就会产生出有助于自己生存的器官。人在胚胎期有鳃和尾巴，这就是明证。当然，如果人既有肺又有鳃，这样就既能生活在陆地上，也能栖息在水中。但是，自然界的规律证明，两者只能选其一。

第二种类型的记忆是免疫记忆。人的血液中有着极小的富有自我牺牲精神的细胞，它们生存的时间很短，主要职能是尽量多地消灭人体的敌人。淋巴细胞对侵入血液的细菌或者简单有毒物质作出快速反应，生成抗体，把有害物质"黏合"，不让它们进入其他器官。而消灭"来敌"的重任则落到了血液中的吞噬细胞的头上。这些细胞能够毫不费力地区别出外来细胞，能够把它们记住并保留下来。人一旦得过麻疹和猩红热，就会获得终身免疫力。不仅如此，多数人还能够辨认并且消灭肿瘤细胞，产生抗肿瘤免疫力。

### 知识小链接

#### 免疫力

免疫力是人体自身的防御机制，是人体识别和消灭外来侵入的任何异物，处理衰老、损伤、死亡、变性的自身细胞以及识别和处理体内突变细胞和病毒感染细胞的能力。现代免疫学认为，免疫力是人体识别和排除"异己"的生理反应。人体内执行这一功能的是免疫系统。数百万年来，人类生活在一个既适合生存又充满危险的环境里，人类为了能存活下来，进化出了非凡的免疫力。

第三种类型的记忆是神经记忆。当我们说"记性不好"时，指的就是这种记忆。虽然科学家很早就开始了神经记忆的研究，但对其机制还了解甚少。目前已知的是，它是由几个阶段组成的，这种记忆先从知觉开始，感觉越强烈，记得越牢。

神经记忆分为短期的和长期的两种。短期信息只保留数分钟，如人在听到一个新电话号码后，可以短期记住，直到把它写到纸上。这种记忆的量不大，没有经过特别训练的，只能记住 5～7 个信息单位，而且时间很短。好在我们的电话号码也就这么几位数。不过，这种记忆十分不牢靠，只要分散一下注意力，就会忘得一干二净。如果信息十分重要，或者引起了人的很大震动，将来又用得着，那么它就可能变成长期记忆，甚至终身记忆。信息从短期记忆转为长期记忆的过程称为实变，是位于大脑颞叶深部的海马区发挥了作用。

为了治疗癫痫，曾有医生为一位病人切除了大部分的脑，癫痫倒是治好了，但他只能记住当前发生的事。譬如，你正同他说话，后来出去了两三分钟，再进来时，他会觉得你从未同他说过话。术前的事，他却记得一清二楚。在这之后，医学界就没有采用过这种治疗方法。

受到强烈刺激后，健康人会突然丧失记忆，而且持续的时间会很长。曾经一个居住在意大利西西里岛的 17 岁姑娘，被轰炸吓得失去了记忆，有 10 年时间处于半睡眠状态。后来当一架歼击机从航空母舰上起飞时，巨响掠过姑娘住所的屋顶，就在这一瞬间，她如梦初醒，恢复了记忆，而过去的 10 年却从她的生活中一笔勾销了，因为她那段时间没有记忆。

因此，遗传记忆是天生的，免疫记忆是得病后留下的，神经记忆则因人而异。

德国科学家最近发现，人脑中除了海马区与记忆功能有着直接关联外，另有一块控制嗅觉的功能区也与记忆密切相关。该发现进一步揭示了人脑记忆的生理机制，也很好地解释了人脑记忆功能在视觉、感觉等刺激下得到强化的原因。科学家们在对比试验数据时发现，当被测试者看见一个词汇时，总是距离海马区约 15 毫米的嗅觉功能区里的神经元首先活动，然后才是海马区的神经元开始活动。一旦两个功能区的神经细胞活动达到绝对同步的时候，给出的词汇就会被测试者完全记住；而当两个功能区的神经细胞分别活动但没有达到同步的时候，给出的词汇则不能被测试者记住。由此，科学家们通过观测两个功能区神经细胞是否同步活动可以断定被测试者的记忆情况。此外科学家还发现，该同步活动是以近 40 赫兹的频率在所谓的伽马振荡区里发生的，而此前已经发现，大脑在处理视觉刺激时也有这种 40 赫兹振荡的同步现象。同时科学家发现，如果记忆活动与喜悦、恐惧或者激动等感觉结合起来，大脑中控制感觉的杏仁体也会传递信号，刺激两个功能区的细胞活动，加深记忆功能。

　　记忆是人脑中最为重要的功能之一，此前科学家已经陆续发现 96 个与记忆相关的功能区，但对其生理机制尚不清楚。德国科学家认为，他们的最新发现将有助于完全解开人脑记忆之谜。

　　记忆迷宫的大门虽然仍未打开，但是人们已经捕捉到了记忆生理机制的脉络信息。在国内外许多心理学家、神经生理学家和生物化学家的共同努力下，记忆之谜必将彻底揭开，到那时，人类对自身的认识将进入一个崭新的阶段。

# 睡眠的秘密

　　睡眠是高等脊椎动物周期性出现的一种自发的和可逆的静息状态，表现为机体对外界刺激的反应性降低和意识的暂时中断。人的一生大约有1/3的时间是在睡眠中度过的。睡眠可以使大脑和身体得到休息、休整和恢复，有助于人们日常的工作和学习。科学提高睡眠质量，是人们正常工作学习生活的保障。

## 睡眠是脑和身体的休息

睡眠的真正原因是什么？目前科学家还没有一致的结论。但通常认为：人的一切活动都是在大脑的指挥下，通过遍布全身的神经进行的。脑细胞在消耗大量能量之后，出现了疲劳。疲劳的脑细胞会主动从兴奋转入抑制，这是我们身体的自卫本领之一。这样，经过一段时间的睡眠，能量重新积累，疲劳消除，就有利于第二天的学习和工作。

睡眠是脑和整个神经系统以至全身最彻底的一种休息方式。

所以，尽管一个人的生命是有限的，但我们仍必须把一生的大约1/3的时间花在睡眠上。莎士比亚把睡眠比作生命筵席上的"滋补品"，是有道理的。

午饭以后，究竟该不该小睡一下呢？我国在前些年有过一次较大规模的讨论。

赞成午睡的人认为，中午睡个觉，可以消除疲劳，使下午能精力充沛地工作。这是"阴阳平衡"的需要，是"生物钟"所决定的。

反对者认为：喜欢午睡的都是空闲之人。诸葛亮当初"草堂春睡足，窗外日迟迟"，因其是一条尚未升空的"卧龙"，到了刘备那里，他就"少寝多劳"了。"锄禾日当午，汗滴禾下土。"劳动人民哪有闲工夫去"白日做梦"？各有各的道理，谁也没有说服谁。

英国前首相丘吉尔每天都要午睡1小时，可晚上则大干起来，且工作效率很高。不少名人并不午休，但晚上倒头就睡。各人习惯不一，本用不着强求一致。

睡眠专家的最新意见是：白天最好有3次短暂的睡眠。因为人的完全清醒状态只能持续大约 4 小时，所以若能在上午 9 时、下午 1 时与下午 5 时小睡一下，很有好处。不过，虽说这是"最新研究成果"，其可靠性尚不得而知。并且，世界上绝大多数人至少在当今时代很难做到。

最新的见解是：睡眠并不是单纯消极的抑制过程，它是动物的一种特殊工作状态。因为许多激素都能在睡眠中增加分泌，它们显然是在"工作"。

## 👁 异相睡眠和非异相睡眠

据报道，美国、日本等国的科学家都曾从尿中发现了"睡眠因子"，这是一种肽类物质。据称，它不仅可以催眠，还能对付有害人体的细菌，并可增强免疫功能。

不过，既然有"睡眠因子"，是否还有"清醒因子"呢？否则为什么睡到一定时间会醒来，有时又辗转不能入眠呢？据报道，科学家曾发现大脑有"清醒中心"，但"清醒因子"尚未找到。不过，一种被誉为"瞌睡虫克星"的药品已经生产出来

脑电波活动

人脑不断翻译出电信号，称脑电波，表征着神经活动。当我们醒着或者做梦时，这些信号较强，熟睡时，则信号较弱。

成人睡眠周期

在一夜的睡眠中，每个成人都将经历一个从觉醒状态开始，由两种不同深度、各长达90分钟的睡眠周期相互交替而构成的睡眠。起初是深度睡眠，基本上不做梦，然后是多梦的轻度睡眠。

睡眠脑电波图

了。20 世纪海湾战争期间，美军就用过这种可以让人在 72 小时或更长时间内不打瞌睡的药品。

人进入睡眠后经历交替的眼球快速运动，即异相睡眠（REM）与非眼球

快速运动，即非异相睡眠（非 REM）与非眼球快速运动两种状态。REM 的特征是，人虽丧失意识，但眼球作快速扫描，而脑电图上则出现快波；非 REM 睡眠则脑电图出现慢波、梭状波、δ 波等，眼球不动，但身体肌肉却是活跃的。梦游就出现在这个期间，这个期间大脑是休息状态。如果剥夺非 REM 睡眠，便可致死。相反，如果剥夺 REM 睡眠是不会致死的，动物被剥夺睡眠致死前体重下降，体温调节失灵。

非 REM 睡眠常常被 REM 睡眠所打断，这时虽然有眼球快速运动，但刺激不引起反应。因此 REM 也被称为反常睡眠。REM 的快速高电压脑电波发源于脑桥—外膝体—枕叶（PGO），有人生动地描述 REM 睡眠特点是"一个不活跃的身体中有一个活跃的脑"；而非 REM 睡眠特点是"一个活跃的身体内有一个不活跃的脑"。

许多动物都有近乎一昼夜的节律，但似乎仅哺乳类睡眠分为 REM 与非 REM。食肉动物捕食往往有昼夜节律，它可以长期处于睡眠而不愁生命受何威胁；但那些被捕的动物则不然，它必须保持高度警惕性，如兔、长颈鹿等，它们往往仅睡几分钟，就立刻醒来，而地鼠几乎完全不睡。海豚和海豹的睡眠方式更为奇妙，它们的左、右两大脑半球轮番地进入睡眠。

REM 睡眠与梦有关。在非 REM 睡眠时叫醒受试者，他们从不讲自己在做梦；但在 REM 睡眠时叫醒受试者，却常常报告正在做梦。

成年鸟类、两栖类、爬虫类都没有 REM 睡眠，而哺乳类几乎都有 REM 睡眠。因为

**趣味点击**　**食蚁兽**

食蚁兽，哺乳动物，主要栖于中美和南美，阿根廷热带森林中分布较广。这一类群在捕食蚂蚁和白蚁方面已有高度特化。食蚁兽结构上的特征，是与其捕食昆虫的一系列活动相联系的。食蚁兽体型大小相差悬殊，小食蚁兽似松鼠，不超过 350 克，而大食蚁兽重达 25 千克。

哺乳类的脑已十分发达，所以 REM 睡眠就成为必要。但是一种多刺食蚁兽并无 REM 睡眠，同时它的大脑皮层特别大。这是因为食蚁兽缺少一个擦掉不必要脑过程的机制，所以它的大脑就只好无可奈何地增加体积。但是解释了食蚁兽为什么没有 REM 睡眠，又出现了新情况：海豚也缺少 REM 睡眠，雄兔也很少 REM 睡眠。产生这种现象的原因还不十分明朗，目前正在研究中。

1949 年，生物学家发现电刺激中脑网状结构引起了一种惊醒或激醒的状态，这个部位被称为网状激活系统。现在更深入一步研究，认为脑桥 - 中脑交界部的胆碱能神经元是激醒的关键因素。当清醒时或 REM 睡眠时这群神经元是活跃的，非 REM 睡眠时则安静下来。丘脑与大脑皮层的相互作用是产生脑电图诸种波形的"起步"点，所以这些脑干神经元的活动可以影响不同睡眠时期的不同脑电表现。

关于睡眠产生原因，有另一种想法是认为机体在清醒状态时产生了一种或数种分子，这种分子积累多了就引起睡眠，它们也可能作用于有关睡眠的脑区。很多睡眠生理学家对此都有兴趣，他们首先做了一个实验：把睡眠被剥夺动物的脑脊液转移到正常的受者上，可使受者陷入睡眠。例如剥夺一只山羊的睡眠，再将它的脑脊液注射入正常家兔，可使家兔在注射后 6~8 小时内的非 REM 睡眠增加 40%。

## 趣味点击　　海 豚

海豚是体型较小的鲸类，约有 62 种，分布于世界各大洋。它们体长 1.2~4.2 米，体重 45~9000 千克。海豚主要以小鱼、乌贼、虾、蟹为食。海豚是一种本领超群、聪明伶俐的海中哺乳动物。经过训练，海豚可以打乒乓球、跳火圈等。除人以外，海豚的大脑是动物中最发达的。海豚是智商最高的动物之一，它们看起来形态友善，是人类十分喜爱的动物朋友。

因为上述结果非常明确和强有力，于是便进一步确定山羊脑脊液中的相关物质，以后从睡眠被剥夺的兔脑脊液中，以及人尿液中都检出了这种睡眠物质。这个努力，使人们看到一线曙光，似乎可以在睡眠药理学方面开辟一个治疗失眠的新途径。经过数年的努力，从 1.5 万只家兔脑中分离出的一个睡眠因子，以后又从大量人尿液中分离出来，原来是一个相对分子质量较小的 Maramyl 双肽。令人惊奇，同时也令人失望的是，哺乳类动物细胞不能制造这种肽，而细菌壁上却有此成分。把分离的小肽以及它的合成衍生物引入实验动物毫无疑问地可以诱导睡眠，但由于它源自细菌，故对它的生理意义产生了疑问。

## 睡姿问题

不少人主张，睡觉时应该头向北，脚朝南。理由是：北极的磁场能影响血液的流动，所以人就睡得好。美国专家研究地球磁力对人体影响的实验中也发现，头北脚南而睡的人，要比朝其他方向睡眠的人睡得更甜美。

但另外有人认为，如果头南而脚北去睡，则效果更好。北京中医药大学用这种方法对失眠者进行试验，结果相当满意。据解释是：人体经络循环方向与地球磁力线走向一致，顺应自然，气血畅通，从而睡得踏实而深沉。据说我国古医书上提到的睡眠应"子午为经"，就是主张取南北向入睡。这里的子指北方，午指南方。

头应向何方睡？现在要得出结论还早。然而，各国科学家都认为地球磁场会干扰脑电活动，都把地磁与睡眠好坏联系起来考虑，不是完全没有道理的。

人的睡姿有仰卧、伏卧、右侧卧、靠卧、跪卧、立卧等多种，具体的样式就更多了。

研究者发现，大多数人在睡着后的 5～10 分钟内就要变换一下姿势，青年人平均为 13 分钟，中年男子为 9 分钟，妇女为 7.5 分钟，儿童为 7 分钟。心理学家这样解释：频繁变换睡姿是为了松弛白天劳累带来的肌肉紧张。

很难说哪种睡姿最好。但通常认为屈着身子睡比较符合生理需要。请注意，"睡如弓"的体位与胎儿在母体内的姿态是相同的。

## ▶ 失眠的原因

每个人都有过无法入睡的经验，或是因为时差的问题，或是悲伤、担忧、焦虑、太开心了、过度兴奋等等。但是这和长期不断地辗转反侧、不能入眠的状况是不一样的，后者在人体需要休息时，却无法睡着，得不到该有的休息。

首先来看看造成失眠的一些明显原因。有些环境因素或是个人的行为状况会让人一夜不能入睡。也许是卧室里通风不良、太闷、太热、太干燥，或是空调开得太强。可能是睡的床太硬、太软或是太短。有时候是因为自己已经养成"在该上床就寝时工作"的习惯，结果即使关了灯以后，脑袋还是一直转个不停。

自己所吃的及所喝的东西，还有吃喝的时间也会影响到睡眠。比如在睡前喝点小酒能帮助

广角镜

### 咖啡因

咖啡因是一种黄嘌呤生物碱化合物，它存在于咖啡树、茶树、巴拉圭冬青及瓜拿纳的果实及叶片里，可可树、可乐果及代茶冬青树也含有少量咖啡因。咖啡因对人类来说是一种兴奋剂，能够暂时的驱走睡意并恢复精力。有咖啡因成分的咖啡、茶、软饮料及能量饮料十分畅销，因此，咖啡因也是世界上使用最普遍的精神药品。在北美，90% 的成年人每天都摄入咖啡因。

你入睡，但是却也常在几小时之后就会使你清醒，无法再入睡。如果在很晚的时候抽烟，或是在睡前一刻吃了甜点，则尼古丁或是糖分都可能会让你睡不着。另外，咖啡、茶或可乐里的咖啡因也有同样的效果。

年龄也是失眠的原因之一。年纪越大，需要的睡眠也就越少。

当然，事情也可能真的和你自己所想的一样，你在夜里确实是睡不熟也睡不久。那么，以下就是导致你失眠的几种可能状况：许多老年人都有多相性睡眠节奏的现象，也就是说他们在白天有太多"小睡片刻"的状况，结果晚上就没法睡得很深很久。尤其是那些平常时间太多，没事就坐在那儿读读报或是看电视的人，最容易有这种症状。

甲状腺机能亢进也会干扰到睡眠，使得患者常常静不下来，易受刺激，常会因心悸而汗湿身子，脉搏过快，即使胃口非常好，体重却仍然持续下降。而甲状腺机能不足的人，如果服用了太多甲状腺素，也会有同样的症状。

突然停止使用一些平常已经习惯服用的药物也可能会让人晚上睡不着觉。比如你决定不再吃安眠药，也切实遵守，结果是根本睡不着。这是因为身体已经习惯依赖服药入睡，时间一久之后，没有安眠药根本就无法入睡。但别放弃，继续坚持下去，总有一天你不靠安眠药也能睡着。

# 梦的奥秘

　　梦是一种神秘的生理现象，所有的人都会在睡眠时产生梦。从生理角度讲，脑存储的各种信息就像是地上的很多小纸条，如果这些小纸条与一些较大的作用力同时存在的话，就必然会产生运动。当人们睡觉时，大脑内的各种情绪和其他能量并没有消失（主要是侦测外界的危险），自然会带动大脑内的信息；而大脑中的很多信息都是互相联系着的，那么就像是一个锁链，你提起了一端，另一端也会被提起，所以就引发了各种情景的梦境。

## 睡眠脑电

梦是一种生理现象，是大脑皮质某功能区兴奋所产生的。

为什么会做梦呢？这与睡眠脑电的变化有关。

人们在入睡以后，脑电会发生一系列的变化。根据脑电和躯体功能的改变，科学家将睡眠分为两个时相，即"慢波睡眠"和"快波睡眠"。

在慢波睡眠时，脑电图出现高幅波、同步化的慢节律，表明皮层处在抑制状态。在这个时相中，很少有梦。

进入快波睡眠时，脑电波出现低幅波、去同步快波节律，说明皮层处于兴奋状态，梦就常在这个时相中出现。所以，梦是快波睡眠的特征。梦的内容，常反映出白天自己经历过或思考过的事情，所以人们常说："日有所思，夜有所梦。"这是有一定道理的。

因为曾经经历过的事情，在大脑中留下了刺激的痕迹，即贮存了信息。睡眠时，这些贮存的信息，引起皮层某些区域兴奋，就形成了梦。

梦常是荒诞离奇、杂乱无章、模糊不清的。这是因为在睡眠中，皮层提取的信息是零散的、无序的，而且是在皮层处于普遍抑制的背景上，某些局部区域的兴奋所致。此时，皮层的思维活动是一种低级的形式，对事物的分析是不完整、不严密的，常把一些彼此没有关系的信息，凑合在一起，因而缺乏合理性和逻辑性。

但有的人若在白天专心致志地思考某一难题，入睡后皮层仍能维持该脑区的兴奋，甚至可能在睡梦中突然使问题得到解决。

快波睡眠时，蛋白质的合成速度加快，有利于神经系统的发育，能促使记忆和精力的恢复，具有重要的生理意义。

　　如果连续几天将人从睡梦中唤醒，终止其快波睡眠，则会引起注意力不集中、记忆力减退、易激动等心理活动扰乱现象。当然，如果在睡梦中，大部分时间都在做梦，大脑皮质处于过度兴奋状态，也不利于脑细胞的恢复和调节，导致第二天不能以充沛的精力投入工作和学习。所以，不要因做梦而产生思想负担，要通过规律的生活，达到良好的睡眠状态，保持身体健康。

## ▶ 异相睡眠

　　在人类许多古老的文明里，人们相信梦是获取信息、指引方向、权力启示的源泉。如埃及法老曾梦见七头牛吃光了田里的草，祭师们于是认为这是暗示将有天灾和饥荒。中国古代的皇帝梦见两个金人飞翔在宫殿上方，于是引起佛教东传。也许他们是正确的，但是古老的智慧在解释梦的含义方面并没有达成共识。今天我们必须要问一问梦是否真的有意义。对梦进行研究有许多困难。显然，我们不可能直接观察别人的梦，即使做梦的人也只有在醒来后才能了解梦境，而此时也许已经不再记得或者曲解了梦的体验。但由于可以客观地测量异相睡眠（REM），因此现代对于梦的解释很大程度上依赖于对 REM 睡眠而不是对梦本身的研究，但是两者实际上并不相同。有一些梦可以不在 REM 睡眠阶段发生，而且 REM 睡眠的许多特征跟梦也毫不相干。

　　我们需要梦吗？目前没有大家认同的答案，但我们的身体似乎的确渴望 REM 睡眠。因为在入睡的最初一两分钟必然是非 REM 睡眠状态，所以实验者在每次进入 REM 睡眠状态时被唤醒，这样特异性地剥夺 REM 睡眠，经过积累就可以使整个晚上都成为相对纯粹的非 REM 睡眠。首先观察到，剥夺 REM 睡眠的行为持续几天后，实验者会比正常情况下更频繁地进入 REM 睡眠状态。当他们终于能够不受干扰地睡觉时，就会出现 REM 睡眠反弹，即他们会按照被剥夺 REM 睡眠的比例延长 REM 睡眠的时间。大多数研究还没有发现剥夺 REM 睡眠会引起白天的任何心理上的伤害。需要再一次指出的是，不能把对 REM 睡眠的剥夺解释成对梦的剥夺，因为即使剥夺 REM 睡眠，在开始入睡和非 REM 睡眠期间仍可做梦。

弗洛伊德曾提出许多梦的功能学说。在弗洛伊德看来，梦是伪装的满足愿望的方式，是一种性和攻击幻想的无意识表达方式，而清醒时这些幻想是不能实现的。噩梦也许能够帮助我们克服那些可以引起焦虑的生活事件。

梦的理论则更多地建立在生物学基础上。科学家提出了一种"激活—合成"理论，明确地排除了弗洛伊德学派的心理学解释。取而代之的解释是：梦或者至少其中一些奇异的特征，可被看做是 REM 期间由脑桥随机放电导致的大脑皮层的一些联想和记忆。即脑桥神经元通过丘脑激活大脑皮层的不同区域并引起我们所熟知的形象和情感，而大脑皮层则试图把分散的形象合成为一个可以感知的整体。由于这种被"合成"出来的产物（梦）由脑桥神经元的半随机活动所引起，因此一点儿也不奇怪，这种梦可以是稀奇古怪的，甚至是没有任何意义的。支持和反对"激活—合成"理论的证据都存在。"激活—合成"理论的确可以解释梦的离奇性，以及与 REM 睡眠的密切关系，但无法解释脑干随机活动怎么能够触发梦里出现的各种复杂而流畅的故事，也无法解释为什么会一夜一夜地做着相同的梦。许多研究者认为，REM 睡眠或者梦本身可能对记忆有重要作用，尽管现有的证据中没

## 拓展阅读

### 弗洛伊德

西格蒙德·弗洛伊德，奥地利精神分析学家，精神分析学的创始人，著作有《梦的解析》《精神分析引论》等。他提出"潜意识""自我""本我""超我""俄狄浦斯情结""性冲动"等概念。其成就对哲学、心理学、美学甚至社会学、文学等都有深刻的影响，被誉为"精神分析之父"。

有一个是非常肯定的，但的确有一些有趣的线索。REM 睡眠在某种程度上有助于记忆的整合和巩固。剥夺人和老鼠的 REM 睡眠可能损害多种学习能力。一些研究者发现，高强度学习可使 REM 睡眠时间延长。在一项研究中，科学家们训练受试者在外周视野中辨认一些短小线段的朝向。由于视觉刺激的呈现时间很短，这一任务的难度很大。但经过数天的反复练习后，受试者完成任务的成绩有很大提高。令人惊奇的是，在经过一夜的睡眠后，早上的成绩比前一晚竟然也有提高。研究发现，剥夺受试者的 REM 睡眠，则经过一夜睡眠后，其学习成绩并没有提高，然而剥夺非 REM 睡眠却反而可以提高成绩。据此推测，这种记忆需要时间进行强化，而 REM 睡眠对记忆强化特别有效。有一种关于"睡眠—学习"的说法：一边愉快地打着瞌睡一边听着录音材料，考试科目就会自动被记住。这听起来是不是像学生们的幻想？遗憾的是，这就是一种不折不扣的幻想。没有任何科学的证据支持"睡眠—学习"。研究显示，那些第二天早晨能回忆起来的内容基本上都是在短暂的觉醒阶段听到过的。事实上，睡眠处在一种严重的健忘状态。例如，我们绝大多数的梦似乎永远地被遗忘了。虽然每晚四或五个 REM 阶段中的各个阶段都会做许多梦，但我们所能回忆起来的只是醒来前的最后一个，而且我们常常无法想起半夜醒来时曾做过的事情。

## ▶ 弗洛伊德的"潜意识"学说

　　梦和 REM 睡眠的功能迷惑了我们，但是没有任何证据可以证明或推翻前面讨论过的任何一种理论。事实上关于梦还有许多富有创造性的和看起来合情合理的观点，而其中最吸引人的是弗洛伊德的学说。

　　弗洛伊德发现在人的意识背后，还深藏着另一种极其有力的心智过程——"潜意识"。后来，他发掘这种潜意识，并加以分析，最后建立了他的精神分析学。"潜意识"是被心理抑制和压迫着的领域，经过外力的帮助可以转化为"意识"。而这种"潜意识"在未发现以前是不可测的，就其内容和倾向性而言，有好有坏。这种内心的秘密，如同一座冰山，在时间中漂流，大部分"沉浸"在无意识的海洋中，小部分"漂浮"在"意识"的层面上。正是这种关于"潜意识"的观念构成了弗洛伊德的精神分析学的理论基础。

弗洛伊德对梦研究的动力是他对种种反科学的宗教迷信观念的厌恶。作为一个科学家，他认为物质世界的内在规律性是可以认识清楚的，即使是无形的人类内心的活动，也可以在人的机体内找出其内在的客观根源。梦，作为人的心理活动的一个组成部分，是人体内的复杂精神活动的一个特殊表现，其根源和人的其他精神活动一样，是心理世界深处的潜意识，而这种潜意识，是人类实践活动的浓缩品和沉淀物，不论从个人还是从人类种族发展而言，归根到底，它都是实践的产物。

弗洛伊德关于"梦是愿望的达成"的理论是他论证潜意识活动规律的重要证据，也是他对梦进行分析后得出的第一个重要结论。弗洛伊德说："就像我们研究低等动物的构造以了解高等动物的构造一样，我们应该多多地探讨儿童心理学，以了解成人的心理。"小孩子的梦，往往是很简单的"愿望达成"。为了证明这一点，弗洛伊德举了一个很有名的例证。说有一次，他带着邻居家一个十二岁的小男孩爱弥尔同去旅行。这个小男孩文质彬彬，颇有一点小绅士的派头，赢得了弗洛伊德小女儿的欢心。次日清晨，小女儿告诉弗洛伊德说："爸爸，我梦见爱弥尔是我们家庭的一员，他称你们爸爸、妈妈，而且与我们家男孩子一起睡在大铺内。不久，妈妈进来，把一大把用蓝色、绿色纸包的巧克力棒棒糖，丢到我们床底下。"

在《梦的解析》一书中，弗洛伊德说："梦，不是空穴来风，不是毫无意义的，不是荒谬的，也不是部分昏睡、部分清醒意义的产物，它完全是有意义的精神现象。实际上，它是一种愿望的达成，它可以说是一种清醒状态精神活动的延续，它是高度错综复杂的理智活动的产物。"

　　弗洛伊德分别阐述解释梦的历史和方法，梦愿望的达成和伪装，梦材料的来源和运作方式以及梦的心理过程。他从性欲望的潜意识活动和决定论观点出发，指出梦是欲望的满足，绝不是偶然形成的联想，即通常说的"日有所思，夜有所梦"。他解释说，梦是潜意识的欲望，由于睡眠时检查作用松懈，欲望趁机用伪装方式绕过抵抗，闯入意识而成梦。梦的内容不是被压抑的欲望的本来面目，必须加以分析或解释。释梦就是要找到梦的真正根源。由于弗洛伊德的理论涉及两性行为对梦的影响，所以尽管他的学说可以和达尔文的进化论相比，但是在中国的传播和影响却远不及进化论。可以说，大多数中国人，包括知识界的人士都对弗洛伊德的学说了解甚少。

　　弗洛伊德将梦分为显相和隐义。显相是隐义的假面具，掩盖着欲望（隐义）。白天受压抑的欲望，通过梦的运作方式瞒骗过检查以满足欲望。

　　他认为梦的运作方式有以下几种：①凝缩，将多种隐义集中简化以一种象征出现，例如花是许多心爱事物的象征；②移置作用或译作转换，指将被压抑的观念或情调换成一种不重要的观念，而在梦中却居主要地位，如去园中赏花、采花；③戏剧化，将抽象的隐义变换成具体的形象，如一妇女梦见被马践踏，是代表她内心顺从了男友的要求；④润饰，或称加工改造，将无条件的东西精心制作改造为有条理的梦境，以便蒙混过关。释梦就是将上述种种伪装（化装）揭开，从显相中寻求隐义。

# 音乐对大脑的调整作用

　　人类在劳动中有节奏的呼唤，生活里喜怒哀乐时激动的感情的表达，以及渴望诉求之心的幻想祷念等等，都是音乐的起源和反映的本质内容。它是人类心理和生理变化的有声表现，而反过来它又能作用于心理和生理的变化。所以音乐自然成为人体生理的最佳协调者。人的生理和心理永远对于声音——噪声和乐音起着反应，噪声有害于机体，而乐音有利于机体。如果选择的乐曲正确适当，它就可以起到调整机体身心病理状态的作用，起到促进肌体健康发展的作用。

## 重视音乐对大脑的开发作用

人类医学已由生物医学向心理、社会医学模式扩展，新兴学科"音乐治疗学"便是心理医学中的一种治疗方法。音乐已不再单以其文艺形式给予人们精神上的欢快、鼓舞和教育，其独特的治疗功能已不再鲜为人知。现在国内外已有多家医疗单位建立了心理音乐治疗室，其治疗范围也由原来的精神、神经系统的疾病，拓展为防治内、外、妇、儿、口腔及肿瘤等多种疾病。

**基本小知识**

### 肿　瘤

肿瘤在医学上是指细胞异常增生而形成的异常病变。肿瘤大致可分为良性肿瘤及恶性肿瘤。良性肿瘤的生长速度缓慢，表面较光滑，并不侵入邻近的正常组织内，一般不会致命，大多数可被完全切除。而在恶性肿瘤中，有一些增生的细胞，除了会集结成为肿块，也会扩散至身体其他部位，在其他部位的正常细胞之中增生。

近年来，许多专家认为，音乐作为一种物理能量的声波，它除了能够调整、参与人体许多有规律的振动，对人体生理产生物理和化学作用外，还具有开发右脑潜能，调整大脑两个半球的功能。

人类的大脑分为结构基本相同的左右两个半球，大脑的正中有一条深沟前后贯穿，两个半球深部由两亿多条神经纤维组成的胼胝体相连接。虽然大脑的两个半球外观相似，但功能上有很大区分。科学家们通过测试脑的功能、脑生物电活动发现：被称为优势脑的左半球负责抽象思维，完成语言、阅读、书写、计算等工作，也被称为"语言脑"；右半球负责形象思维和直觉思维，具体完成音乐、美术的鉴赏和情感调节等工作，所以又被称为"音乐脑"。

据统计，90%的人习惯于使用右手，而只有10%的人习惯于使用左手。习惯右手的使用者，其左侧半球是优势脑；而使用左手的人，据临床观察，其优势半脑却不完全在左侧。人类在自然生活中，无论如何也离不开语言，因而左脑的利用率长期占优势地位，一般来说，右脑则经常处于得不到发挥的劣势。由于长期的使用上的差异，造成了左右脑平衡功能失调。

我们知道，由于大脑分工所限，尽管左脑能够详细、牢固地掌握具体的专业知识，但它却很难从整体规划及发展前景方面作出全面的判断，难以产生经验与几何的想象力。而我们的右脑恰恰补充了左脑的欠缺，它具有左脑急需得到配合的创造力、联想力、直观力和灵感。如果能够均衡地利用和开发胼胝相连的两个大脑半球的功能，调动大脑协调的整体运动，使大脑充分挖掘其潜能，加强其活跃能力，那么这绝不仅仅是一个"1＋1＝2"的公式，而应是人类智能的一个飞跃。

## ▶ 开发"音乐脑"

如何开发我们的"音乐脑"？这自然离不开音乐。许多人体研究专家多年的实践研究也恰恰证实了这一点：音乐具有开发右脑潜能的功能。一般认为长期从事音乐实践的人，特别是音乐家，大多都具备持久、敏捷的记忆。从生理机制观察，这是因为对音乐的使用可以刺激大脑，促使乙酰胆碱类的神经递质分泌增强。另外音乐本身就是想象和联想的产物，它能使音乐使用者丰富其想象力并发展其创造力，从而提高人体素质和智能。

在日常生活中，人们在运用语言脑紧张工作和学习之余，若能经常欣赏或演奏自己喜爱的音乐，可激发大脑右半球产生新的兴奋灶，从而使语言脑得到充分的休整。更重要的是能够改善由于左右脑平衡失调所造成的一侧半球的长期抑制状态，使大脑皮质兴奋性增高，同时其传导和储存能力也相应得以提高，使大脑两半球的优势得到充分的配合和发挥。正如一位心理学家指出的那样：

**拓展阅读**

### 音乐

音乐，广义而言是指任何以声音组成的艺术。英文 Music 一词源于古希腊"缪斯女神的艺术"。而中文的音乐二字，在许慎的《说文解字》中被解释为："音，声也。生于心，有节于外，谓之音。"认为音乐和声音的区别，在于音乐需要透过人心去想象和创造。音乐可分为创作、演奏、聆听三个过程，在不同的文化和社会背景之下，对于音乐的过程及其重要性都有不同的理解。例如在西非鼓乐里，每个人皆是参与者，人们不会区分作曲者、演奏者和聆听者的身份。

**趣味点击** 小提琴

小提琴属于弦乐器，是现代管弦乐团弦乐组中最重要的乐器。作为现代弦乐器中具分量的乐器，小提琴主要的特点在于其辉煌的声音，高度的演奏技巧和丰富、广泛的表现力。小提琴是提琴家族中体积最小、音调最高的一种，比它大的提琴有中提琴、大提琴和低音提琴。

"只有当大脑右半球也充分得到利用时，这个人才最有创造力。"

实践证明，许多大科学家的左右两个半球都是均衡发展的。例如，伟大的物理学家爱因斯坦一生中最热衷的是物理和音乐，他之所以有惊人的创举，与他既具有严密逻辑推理的左脑，又具有形象思维发达的右脑是分不开的。据《爱因斯坦的音乐脑》一书介绍，美国脑科学家在对爱因斯坦的大脑进行切片分析时发现，他的大脑神经突触比普通人多得多。这与他经常演奏乐器（特别是小提琴）有关。因为快速的左手运动会使右脑神经系统受到反复刺激，从而促使其神经细胞变大，继而分出许多突触和形成分叉，这也正是大脑两半球得以均衡而促使智能飞跃的一个科学论证。

　　由此可见，音乐已不再仅仅是一种简单的文艺形式，它对人类所起的巨大作用，正逐步被人类所认识和掌握。如何提高人类音乐素质，也绝不仅仅是精神文明的一种表现，而是对人体科学的再一次发现。

# 情绪与大脑的关系

　　情绪是个体对外界刺激的主观的有意识的体验和感受，具有心理和生理反应的特征。感受是先天遗传的个人倾向，如情绪、嗜好、美感、欲望、动机等。参与感受活动的结构众多，有大脑边缘叶的扣带回、海马结构、梨状叶和隔区等。正是因为人类有了各种各样的感受，才能产生各种不同的情绪，并通过情绪来宣泄对外界刺激的态度。

## 情绪反应与大脑

正常人都有喜、怒、哀、乐等情绪经验，这时人的理智似乎稍居下风，而各种下意识的有时是莫名其妙的动作及反应有可能发生。情绪过去后，人恢复正常。有些精神病人出现持久不正常的、类似于情绪反应的表现，或大喊大叫，或痛哭流涕，表现人与环境的显然不适应。这些行为都与大脑有着直接的关系。

情绪反应伴有自主性神经活动激活的表现，如汗腺分泌、心跳变化、皮肤血流改变、脸色变红或变苍白、立毛、肠胃运动减弱等。情绪发作时，人体的代谢活动相应剧变。这是因为当交感神经系统活动异常增强时，动物（包括人）处于充分利用自己的代谢及其他资源以应付紧急状态之需，换句话说，就是准备"战斗"或者"逃跑"。相反，当副交感神经活动增强时，身体内的代谢储存增多。

情绪反应通常伴有面部表情变化；反之，面部肌肉的不同收缩会激起一定的情绪反应。不同的情况引起相关的情绪，其神经元的放电方式不相同。例如，根据一般人喜、怒、哀、乐、失望等不同情绪表现时的不同面部肌肉收缩，按一条一条肌肉要求受试者运用某一指定肌肉收缩（即随意运动），但此时并不告诉受试者当时在模拟何种情绪反应。在指定作业的同时，记录受试者的心率、皮肤电导及体温等客观指标。结果令人惊奇：某一种特定的肌肉收缩形式可以反复地、特异地引起不同的自主神经系统活动（根据客观记录而判断）。更有甚者，当执行指令的肌肉活动同某种情绪反应的肌肉活动越相近时，自主性反应也最强。此外，执行指令的肌肉收缩使受试者主观上感到某种情绪在发生。这种结果的可能解释之一是，当大脑在指挥某一随意运动（此例是指挥面部肌活动）时，不仅运动皮层发生了活动，而且那些参与情绪反应的脑回路也参与了活动。

# 杏仁体与恐惧

　　杏仁体是脑的边缘系统的一个重要组成部分，它位于颞叶的嘴侧端，它由埋于大脑半球内的大块灰质，以及一些大脑半球内侧表面的部分皮层组成。杏仁体与大脑其他部分有独特的联系。杏仁体主要有两束投射纤维将信息传入或传出，杏仁体腹侧传出系统为弥散的纤维，终纹则是较密集的纤维束。

　　杏仁体将加工处理感觉信息的皮层区域同下丘脑和脑干效应器系统联系起来。来自皮层的传入提供了经深入加工处理过的视觉、躯体感觉及听觉刺激的有关信息。杏仁体还有来自加工、处理内脏感觉传入的皮层区域——脑岛的纤维。来自皮层的这些传

**杏仁传入与传出联系**

入纤维是杏仁体与下丘脑的不同之处，下丘脑只接受相对原始的感觉传入，而杏仁体还直接接受来自某些丘脑核以及来自嗅球和脑干的感觉冲动传入。生理学研究已经证实了感觉信息的这种会聚。也就是说，视觉、听觉、躯体感觉、味觉和嗅觉刺激引起杏仁体内的许多神经元作出反应。而且，常需高度复杂的刺激（比如面部的）来唤起一次反应。杏仁体至下丘脑和脑干（以及可能远至脊髓）的投射使其既能控制自主神经系统，又能控制躯体运动系统。

　　实验发现，杏仁体同动物攻击行为（接近于怒）有非常密切的关系。实验

中把猴子的一侧杏仁体破坏，同时又切断胼胝体及视交叉，使其成为"裂脑动物"。这样猴子仅有一侧杏仁体，且只能接受同侧的视觉输入。实验中发现，猴子的行为同它用哪一只眼睛看外界大有关系。如果把杏仁体完好侧的眼睛挡住，猴子的行为十分温顺；相反，如果把杏仁体切除侧的眼睛挡住而正常侧的眼睛看到外界，则猴子的表现很不温顺，有点凶残，极具攻击性。看来，由于杏仁体的损坏，动物对于从视觉得到外界信息的解释就不正常了，它不攻击了，不防备了。然而仅只视觉刺激如此，触觉刺激则不论触到哪一侧，都引起它的攻击反应。这样看来，杏仁体是在感觉输入和情绪反应之间起了桥梁作用。

为了细致地分析杏仁体在恐惧反应中的作用，科学家给老鼠养成了因恐惧形成的条件反射。条件刺激是声音，而非条件刺激引起恐惧的是电刺激足底。条件反应养成之后，分析杏仁体及其他有关神经结构在条件反射中的作用。恐惧反应用客观的指标（如血压、蜷缩不动的时间等）来度量，很像人处于焦虑状态之下的情况。

**基本小知识**

### 血 压

血压指血管内的血液对于单位面积血管壁的侧压力，即压强。血压令血液在动脉里正常输送至全身，若血压过低，便无法将血液供应全身，相反，血压过大，有可能令血管受损，亦反映血液或心脏可能出现异常。

恐惧神经路径的分析有许多要点，但其中非常主要的一条是如果把内侧膝状体与听皮层之间的通路切断，条件反射仍可能发生，由此得出结论：只要内膝体（听中枢）与杏仁体保持完整，恐惧条件反射仍能发生，而听觉皮层却不是必需的。这一分析很有意义，它很可能为分析常见的各种精神症状提供思路。但关键是要有一个好的能说明问题的动物模型，而这是最难的。

## ◐➤ 狂躁症与中脑——边缘投射

　　狂躁症的临床症状有如下特点：持续的幸福感、易情绪激动、失眠及判断不良。狂躁症虽可继发于服用某种药物，或其他疾病（如中风、亨廷顿病等），但常见的还是双极性（**BD**）紊乱，即狂躁抑郁症的原发性、特发形式。**BD** 的狂躁、抑郁两者常常同正常状态相交替出现。

　　狂躁及抑郁在表现上处于两个对立地位（一是增加，一是减低），不论是情绪、动机能量、心理运动活动、自尊心、性欲及欣快感等均是如此。狂躁病人的欣快感反映了他从社会、工作或其他创造性活动中能更多地得到快乐与报酬，病人因而过度地参与这类活动，往往白天、黑夜持续工作。病人自认为有无穷的能量，也不需要睡眠支撑着。这种过度激动状态及幸福感又与他自认为有特殊天才、勇敢等相关；有的病人甚至认为他有超自然

**感觉投射系统示意图**

的能力，有大量财产。虽然发病初期病人的"产出量"有些增加，实际上当狂躁症发展恶化以后，他的工作能力大降，思维紊乱。由于过多地参与欢乐的活动，病人会失去判断，从而导致无节制地乱置物品及过量饮酒等行为出现。

狂躁症病人的心理运动活动随之增加。于是表现为激动、踱步及焦躁不安，病人诉述自己的思想快速，临床上表现为讲话快，注意力不集中，并且意念飘忽，即突然转移话题。常常易激惹及发怒，渐渐导致暴力行为。

狂躁症发病常在青春期或20岁出头。第一次狂躁发作前常有多次抑郁发作，而狂躁症确立之后，常为两者交替。锂、丙基戊酸盐或抗精神病药均可使发作减轻，发作间期缩短，发作频次减少。狂躁症病人每年有3次发作（快周期），至少有20%的BD病人在发作间期有情绪不稳等表现。

狂躁症的发病机理尚不清楚。有人认为，从黑质、中脑腹侧被盖区向腹侧基底神经节及内侧前额叶（即中脑边缘）的多巴胺能投射，可能同介导欣快感、动机行为增强及心理

## 拓展阅读

### 抑郁症

抑郁症是一种常见的心境障碍，可由各种原因引起，以显著而持久的心境低落为主要临床特征，且心境低落与其处境不相称，严重者可出现自杀念头和行为。多数病例有反复发作的倾向，每次发作大多数可以缓解，部分可有残留症状或转为慢性。患抑郁症除了付出严重的感情和社会代价之外，经济代价也是巨大的。据世界卫生组织统计，抑郁症已成为世界第四大疾患，预计到2020年，可能成为仅次于冠心病的第二大疾病。

活动活力有关。具体而言，中脑边缘多巴胺能功能亢进产生狂躁症所表现的幸福感、运动不安及动机过强；而功能过低则介导抑郁症者无欣快感，心理运动迟缓，且无动机。药理学治疗资料也支持这一观点。

# 左脑型智慧

　　左脑是人类大脑的左部。左脑主要储存人出生后所获取的信息。左脑像一位辩论家，善于语言和逻辑分析；又像一位科学家，具有抽象思维和复杂计算的能力。

##  左脑优势型

在美国曾经降生了一个被誉为"极度聪明"的孩子迈克尔·卡尔尼。卡尔尼在出生几个月后就能听懂家人说话，半岁的时候已经可以说完整的句子了。将近1岁的时候，他已经能够读出超市货架上的商品标签，2岁的时候已经能够记住电话号码，3岁的时候已经开始理解一些代数原理。在大多数孩子上一年级的年龄时，他已经完全掌握了整个小学的课程。10岁的时候，他的父母把他送进了大学，他在大学的成绩仍然名列前茅。

卡尔尼是一个具有左脑优势的孩子。这样的孩子，在人群中占到了95%左右，只不过卡尔尼把这种优势发挥到了极致。但是卡尔尼的左脑优势还有什么特色呢？左脑优势的人还有什么其他的不同呢？为什么95%的人都是左脑优势，他们的表现却是千差万别的呢？

其实左脑的优势只是相对于右脑而言，大脑的功能分区决定着孩子的各种潜质的发挥。左脑主导型的孩子，也会有着很多的不同。并且左脑优势的孩子，也只是他的主导脑趋向于左脑，而他在思维及能力的发挥时，是大脑的整体运作，并不是左脑在"单打独斗"，只不过是左脑起了带头作用和主导作用而已。

比如卡尔尼，虽然属于左脑优势型，但除了知识智慧比较高以外，他还喜欢旅游，他的理想是做个游戏节目的主持人。据说卡尔尼的音乐及棋类活动能力也是同龄孩子中最棒的。喜欢旅游音乐，喜欢人际交往和组织合作能力都有相当要求的主持人工作，都说明卡尔尼的双后脑区也有着较高的能力潜质。可以肯定地说，卡尔尼是个"左脑、双后脑优势"的孩子。

卡尔尼类的孩子有一个共同的特点就是他们的知识智慧、经验智慧及感觉智慧都很高，但他们的创造智慧却相对不是很高。这大概是他们的分析推理能力、按部就班的工作能力较强，从而抑制了他们创造性的发挥。一位科学家曾做过一项对高智商儿童的追踪调查。这些孩子都是典型的聪明者，他们都曾轻松地跳级，轻松地完成大学学业。调查结果显示，这些孩子后来都十分成功。他们健康、富有、事业有成、生活充实。但是他们中有创造性成就的人却寥寥无几，更没有富有创造性的艺术家或者作家，也没有一个获得诺贝尔奖的科学家。

　　左脑优势型孩子的脑潜质特征有利于他们知识智慧和经验智慧的相互协调和发展。左脑优势型的孩子，在听说读写能力、运算分析能力、推理判断能力、实际操作能力等方面会有较大的潜质和发展空间。他们具有抽象思维、管理组织、程序控制能力较强的特点，做事稳重、严谨，动手能力较强，并且有一定的自我约束能力。

## ▶ 左脑、双前脑优势型

　　左脑、双前脑，属于知识掌握、知识积累的脑，有人干脆把双前脑比喻成学习的脑。它的能力强弱，直接影响着学习成绩的好坏。

　　伽利略是意大利的著名物理学家。他发现了摆的等时性，发明了比重仪、望远镜，并用自制的望远镜发现了木星的卫星和太阳星系。他第一次运用了实验与数学相结合的现代科学方法，在力学、天文学、数学等领域做出了许多开创性的工作，被誉为物理学的"开山鼻祖"。

伽利略

　　伽利略在科学上注重方法论的做法，无疑是他左脑分析、推理、判断能力

## 木　星

　　木星是太阳系从内向外的第五颗行星，它是太阳系中体积最大、自转最快的行星。它的质量为太阳的千分之一，但为太阳系中其他行星质量总和的2.5倍。木星与土星、天王星、海王星皆属气体行星，因此他们又合称类木行星。木星至少有63个卫星，其中的4个主要卫星由伽利略发现，合称伽利略卫星。

的集中体现。他的多项发明创造，突出了他右前脑区创造性思维及左后脑区动手能力的超常发挥。但如果了解伽利略的生平，我们就可以清楚地感觉到伽利略在人际交往能力上的欠缺。伽利略在上大学期间就因顶撞老师而受到学校的训斥。在大学任教期间他因"离经叛道"被学校解聘。尽管这些大都是因伽利略坚持其观点所致，但也十分清楚地反映出他左后脑区的弱点。

　　左脑、双前脑区优势型的人有些什么特点？适合的发展方向又是什么呢？左脑、双前脑区有一定潜质优势的人在知识智慧、经验智慧与创造智慧上会有很好的协调与发展。他们在以下各方面将有一定的发展优势：听说读写能力、运算分析能力、推理判断能力、实际操作能力、管理组织能力、程序设计能力等。

## ▶ 左脑、双后脑优势型

　　如果把双前脑区比喻为学习的脑、智力因素的脑，那么双后脑区就可以说成运动的脑、非智力因素的脑。它主要负责的是人们的经验智慧和感觉智慧。我们可以这么认识：智力因素是认识活动的操作系统，非智力因素是认识活动的动力系统。双后脑区有优势的孩子，往往具有较强的动手能力、组织能力、方位感知能力、人际交往能力及团结互助能力。可见他们具有很强的非智力因素。

那么智力因素和非智力因素的相互关系是怎样的呢？专家指出：首先，智力因素制约着非智力因素。非智力因素是在智力活动中产生的，不管是哪种非智力因素，归根结底是在认识的基础上形成和发展起来的。其次，智力水平决定一个人非智力因素水平的高低。一个人非智力因素水平的高低与其智力水平有很大的关系。再次，智力活动的效果可以转化为非智力因素。把智力因素与非智力因素之间的关系诠释发挥得最好

牛　顿

的典型，就是具有左脑、双后脑优势的大物理学家牛顿。

牛顿小时候是个极普通的孩子，他的家庭环境并没有为他在科学上或艺术上的成长提供特别有利的条件。很长一段时间，他学习成绩平庸，为此还受到老师的批评。但他的确有与众不同的地方，那就是心灵手巧，精于制作，而且对此非常着迷。他在上学的时候制作的水车、风车、日晷、刻漏、幻灯机等模型，深得人们的赞赏。牛顿从小就表现了极强的动手能力，显示了突出的左后脑优势。

基本小知识

## 风　车

风车是一种把风能转变为机械能的动力机，用可调节叶片或梯级横木轮子收集风力。简单的风车由带有风篷的风轮、支架及传动装置等构成。风轮的转速和功率，可以根据风力的大小，适当改变风篷的数目或受风面积来调整；在风向改变时，必须搬动前支架使风轮面向风；完备的风车带有自动调速和迎风装置等。具备发电用途的风车又称为风力发电机。

牛顿小的时候对语文、算术并没有多大的兴趣，他醉心于自己的小制作，当他的叔叔告诫他"不了解作用原理的工匠绝不是好工匠"的时候，他深深地受到了启发。叔叔的话激发了牛顿探索科学真理的进取精神。从此，他对科学的探索一发而不可收。勤奋成了牛顿走向成功的必然因素，也造就了他非凡的左脑。他对人类的贡献是空前的，他在力学、光学、天文学、数学等领域作出了贡献，形成了以牛顿力学为中心的经典物理学体系，并用它解释了从日月星辰到海洋湖泊各式各样的自然现象，指导着蒸汽车船、织布机、钟表等种类繁多的生产工艺，从而彻底改变了世界。

牛顿的另一个突出特点是，他有着相当好的人缘和人际关系，得到了几乎所有人的尊重。牛顿在世时，就已经成为自然科学家的偶像，受到全球学子的崇拜。他曾是英国国会议员、皇家学会的终身会长、巴黎科学院的外籍院士，并被女王封为爵士，甚至还担任过英国造币厂的总裁。牛顿的团结合作与人际交往能力在他下面的这段话里表现得淋漓尽致，这段话一直在鼓励着后人："我之所以比笛卡尔看得远些，是因为我站在巨人的肩上。"这些都充分表现了牛顿右后脑区的卓著特征。

牛顿的一生是把自己的特长发挥到极致的一生，他是在愉快中激发着自己的聪明才智。甚至他的临终遗言都写得这般的轻松："我不知道，世上的人会怎样看我。不过，我自己觉得我只像一个在海滨玩耍的孩子，一会儿捡起一块比较光滑的卵石，一会儿找到一个美丽的贝壳，而我的面前，真理的大海还完全没有被发现。"

左脑、双后脑优势的人群在知识智慧、经验智慧、感觉智慧上会有较好的发挥。他们在听说读写能力、运算分析能力、推理判断能力、实际操作能力、管理

**广角镜**

**程序设计**

程序设计是给出解决特定问题程序的过程，是软件构造活动中的重要组成部分。程序设计往往以某种程序设计语言为工具，给出这种语言下的程序。程序设计过程应当包括分析、设计、编码、测试、排错等不同阶段。专业的程序设计人员常被称为程序员。

组织能力、程序设计能力、人际协调能力、空间感知等能力上会有很大的发展优势。

## ◖▶左脑、左前右后脑优势型

大音乐家莫扎特是左脑、左前右后脑优势型的代表人物之一。其实莫扎特并不单纯醉心于音乐，儿童时代的莫扎特在许多方面都表现出了较强的聪明才智。他喜欢数学，善于学习语言，喜欢和孩子们一起玩游戏，表现出了较强的左脑优势特征。但毫无疑问，莫扎特在音乐上的辉煌成就，远远超过了他在其他任何领域的成就。这一点也正好反映出了他左前脑区与右后脑区的对称优势特征。左前脑区的知识智慧与右后脑区的感觉智慧的协调优势，造就了一个杰出的音乐家。

莫扎特

但莫扎特也有他天生的弱点，在音乐天赋上，莫扎特绝对充满自信，他轻视几乎所有同时代的作曲家，当然从不想模仿他们。但是他却对革新充满了矛盾，因为莫扎特继承了一部分他父亲的性格，不希望过于清晰地与旧成果决裂。正因为如此，在他短短的35年人生道路上，差不多有10年的时间，莫扎特都在这种新与旧的对抗中挣扎。这些挣扎甚至扩展到他对工作与婚姻的抉择。这一点明显证明了莫扎特右前脑区创造智慧中冒险与开拓精神的欠缺。

我们可以清晰地分析出莫扎特左脑、左前右后脑区优势特征。其实，对人的脑区优势的探索，一直是科学家、家长、教师追求的目标。特别是心理学家，还尝试着用交谈和书面问卷的方式测试学生的智力特征，脑像图就是这种尝试的延伸。研究者和教育者必将面对学生个体差异问题，这是因材施教的前提。就像莫扎特一样，我们的孩子都具有某些方面的特长，同时也在另外一些方面存在欠缺。

孩子之间的个体差异并非需要经过较长的时间才会显露出来，孩子很小的时候，我们就可以从他们的身上看到这些区别，它们可能根本就是天生的。那么左脑、左前右后脑优势的孩子有什么特点呢？

左脑、左前右后脑优势型的人在知识智慧、经验智慧与感觉智慧的协调与发挥上有较大的发展空间。他们在听说读写、运算分析、推理判断、实际操作、管理组织、程序设计等能力上将有较好发挥。

## ▶ 左脑、右前左后脑优势型

弗洛伊德是和巴甫洛夫齐名的心理学家。巴甫洛夫发现的是条件反射，弗洛伊德发现了梦的秘密——潜意识。

弗洛伊德从小就继承了犹太人的聪明，他的学习成绩一直令家长和老师骄傲。他的阅读面非常广泛，而且经常阅读外文读物。他最感兴趣的是艺术、文学、哲学和科学类的书籍。弗洛伊德的与众不同之处是，他喜欢分析人们的生活状态，喜欢假想各种戏剧化的人际纠纷。弗洛伊德在工作中有一个习惯，他热衷于收集尽可能多的数据，然后对它们进行系统化的组织分类。从以上的情景我们可以看出，弗洛伊德有一个聪明的左脑，他有着极强的分析问题和解决问题的能力，不论是他小时候的学习成绩，还是他卓著的分析判断能力及细致入微的工作作风都源于他左脑知识智慧及经验智慧的超群。

弗洛伊德分析问题和解决问题的能力还来源于他善于发现问题，最让他感到愉悦的事情莫过于发现一些矛盾并对它们进行思考和分析。正是因为如此，弗洛伊德敢于发现，敢于想象，并在认真分析的基础上敢于创造。这些使弗洛伊德创建了新的理论和新的治疗方法，成为一个富有创造性的理论发明家。这无疑源于他右前脑区创造智慧的潜力。

**弗洛伊德**

弗洛伊德也不是完人，正像弗洛伊德自己说的那样：在向这里的神经学界阐述我的思想时，我处于相当孤立的境地，他们简直把我当作一个偏执狂。这一方面证明了弗洛伊德的创造性发现别人不能企及，弗洛伊德曾经这样评价自己的发现："我已经触及了人性中最伟大的秘密。"另一方面，也证明了弗洛伊德人际关系上的弱点，反映了他右后脑区的某些不足。实际上弗洛伊德就是这么一个性格倔强的人物，他的周围一旦有人在思想上或人格上对他有丝毫的不忠诚，他会立即从自己的生活或学术圈中将其开除。弗洛伊德很长一段时间的工作好友，最后也不得不离他而去的约瑟夫·布鲁尔曾这样形容弗洛伊德："弗洛伊德的智慧是最高的，我敬重他，就像一只小鸡敬重一只苍鹰。"这一比喻形象地说明了弗洛伊德为人处事的方式。

剖析弗洛伊德的脑区优势，我们不难看出这么一个答案：他具有左脑、右前左后脑优势，他的欠缺在右后脑区。

和弗洛伊德一样，左脑、右前左后脑区优势型的孩子的脑潜质特征有利于他们知识智慧、经验智慧与创造智慧的相互协调与发展，在知识积累、抽象思维和细节操作能力上应有较好的表现。他们在以下各方面将有一定的发展优势：听说读写能力、运算分析能力、推理判断能力、实际操作能力、管理组织能力、程序设计能力等。他们的脑潜质特征还具有稳健求实、细致工作和勇于进取、开创性强相结合的特质。

# 右脑型智慧

　　左脑的记忆回路是低速记忆，而右脑是高速记忆；左脑记忆是一种"劣根记忆"，右脑记忆则让人惊叹，它有"过目不忘"的本事。右脑发达的人处理事情比较有逻辑、条理；在社交场合比较活跃；善于判断各种关系和因果；善于统计，方向感强；善于组织；善于做技术类、抽象的工作（如电脑编程）。

## ❖ 右脑优势型

　　一位美国科学家通过割裂脑实验，证实了大脑的左右分工理论，并因此获得了诺贝尔医学和生物学奖。他的这一理论推翻了多年来左脑占支配地位的传统观念，右脑优势型人才同样可以创造辉煌的未来。

　　我国大约有90%的人为右利手，也就是习惯使用右手，左撇子只占大约10%。右利手的人绝大多数的优势大脑半球在左侧。这使我们无意识地开发了左侧大脑半球，而忽视了右侧大脑半球的开发。右脑在非言语高级智能活动中具有特殊的功能。这是人类创造智慧、感觉智慧的主导功能区，例如控制情感、形象思维、文字与图形识别、音乐旋律、绘画内容的感受等都受右脑控制。右脑是人类创造性思维的发源地，有人甚至把右脑说成是"创造的脑""感情的脑""艺术的脑""音乐的脑"。

　　对每一个人来说，左脑和右脑并不是"势均力敌"的，由于遗传、环境、教育等因素，可能由某一侧脑占主导地位，另侧处于从属地位。这样就决定了一个人的思维方法、思考习惯、兴趣和特长。由于传统的考试的方法、人事制度重视左脑智能，目前大多数理工科大学生、工程师、会计师、企业管理人员都是左脑主导型。这些人如果不注意发展自己的右脑智能，就会倾向于保守稳妥、缺乏想象力和创新精神。美国的一些著名跨国公司，包括通用电器、国际商品机器公司、壳牌公司、固特异公司都有为经理人员举办发展右脑智能的研究学习班计划，希望右脑的神通能给企业带来更多的经济利益，由此可见开发右脑的重要性。

　　右脑优势的人的脑潜质特征有利于他们经验智慧与感觉智慧的相互协调与发展。他们在以下各方面将有一定的发展优势：直觉灵感突现、创造策划能力、规划整合能力、冒险应变能力、视听艺术能力、方位感知能力、交往沟通能力等。这种脑潜质有良好的创造性思维及合作交流等能力相结合的优势特征。

**基本小知识**

### 工程师

工程师指具有从事工程系统操作、设计、管理，评估能力的人员。工程师的称谓，通常只用于在工程学其中一个范畴持有专业性学位或相等工作经验的人士。按职称高低，分为：研究员级高级工程师、教授级高级工程师、高级工程师、工程师、助理工程师。

## ◆ 右脑、双前脑优势型

"逻辑是证明的工具，直觉是发现的工具。"哲人的这句话，正好说明了双前脑区的不同特点。在发挥双前脑区的优势上，右脑主导型的人，有着突出的长处。创造智慧与感觉智慧的融会贯通，会有力地支持创造性思维的激活，从而促进双前脑区的协调。

美国钢铁大王安德鲁·卡内基，是个经营上颇有特色的人物。他的能力和成功是右脑创造性思维的成功发挥，当然这里也包括他慎重的策划与判断。他

卡内基

是右脑、双前脑优势的典型代表。

19世纪中期，卡内基在匹兹堡一家公司当工程师。一次，他在车上与一位发明家相遇，交谈中他了解到这位发明家正在制作卧铺车厢的模型。这在当时是很少有人想到的。这一发明并没有引起铁路运输企业老总的关注。但卡内基看到模型后，立即感到它的前途无量。然而他不是头脑一热地建厂生产，而是四处举债购买该公司的股票。他慧眼独具的运作方式使他每年有了可观的利润分红。南北战争爆发以后，卡内基立刻预感到美国铁路事业的崛起，便创立钢铁厂大量生产铁轨。果然，随着南北战争的结束，西部开发的迅速扩展，铁轨需求立即膨胀，卡内基的企业马上进入了鼎盛时期，他也由此顺顺当当地成了亿万富翁。这一切应该源于他右脑、双前脑区潜质上的优势。

**基本小知识**

## 股 票

　　股票是一种有价证券，是股份公司在筹集资本时向出资人公开或私下发行的、用以证明出资人的股本身份和权利，并根据持有人所持有的股份数享有权益和承担义务的凭证。股票代表着其持有人对股份公司的所有权，每一股同类型股票所代表的公司所有权是相等的，即"同股同权"。股票可以公开上市，也可以不上市。在股票市场上，股票也是投资和投机的对象。

右脑、双前脑优势型的人首先属于右脑优势型，在此基础上，双前脑区相对于双后脑区有一定潜质优势。这种脑潜质特征有利于他们知识智慧、经验智慧与创造智慧的相互协调与发展。在以下各方面将有一定发展优势：直觉灵感突现、创造策划能力、规划整合能力、冒险应变能力、视听艺术能力、方位感知能力、推理判断能力、交往沟通能力等。他们双前脑区的双优特征，使他们具有较好的技术性与实验性思维协调发展的能力。

# ▶ 右脑、双后脑优势型

显微镜的发现者安东尼·冯·列文虎克一生从来没有离开过德尔夫特市，但他的名字却漂洋过海，传遍世界。他通过自己的努力，从一个门卫成为一位杰出的科学家，成为英国皇家学会外籍会员，并荣幸地得到英国女王和俄国彼得大帝的登门拜访。

列文虎克只上过不到 10 年的学，16 岁就离开了学校，这只相当于我们现在的初中文化水平，但列文虎克有个特殊的癖好，就是喜欢琢磨小而精致的透

**安东尼·冯·列文虎克**

镜。他亲自动手制作的透镜有的小到直径 3 毫米，却可以把物体毫不变形地

基本小知识

## 透　镜

透镜是一种将光线聚合或分散的设备。它通常是由一片玻璃构成，但用于其他电磁辐射的类似设备通常也称为透镜，例如：由石蜡制成的微波透镜，用玻璃、树脂或水晶等透明材料制成的放大镜、眼镜等，也都是透镜。透镜有两类，中间厚边缘薄的叫凸透镜，中间薄边缘厚的叫凹透镜，比球面半径小许多的透镜叫薄透镜，薄透镜的几何中心叫透镜的光心。

放大 200～300 倍。他的这些高超的动手能力，充分地激发了他的经验型智慧，他一生一共制作了 419 枚透镜。

列文虎克的成功还源于他的创造性思维，别人看到一滴晶莹的雨滴，只会流露出对春天的赞美，列文虎克却想了解它是否真的是干净的。这一想法使他发现了雨滴里的万千世界。细菌的发现，无疑是列文虎克最重要的发现之一。他对他自己的发现也表示了惊愕，他说："在一个口腔的牙垢里生活的动物，比整个荷兰王国的居民还要多。"

列文虎克高超的动手能力、创造性的思维能力及对科学成果的不保守和合作精神，都印证了他右脑、双后脑优势的特征。他对科学成果的不保守和合作精神，可以用他赠送给英国皇家学会 26 台显微镜，使会员们能够亲自观察到细胞这一事实来加以诠释。

## 拓展阅读

### 英国皇家学会

英国皇家学会成立于 1660 年，是英国资助科学发展的组织，全称"伦敦皇家自然知识促进学会"。学会宗旨是促进自然科学的发展。它是世界上历史最长而又从未中断过的科学学会，在英国起着全国科学院的作用。英女皇是学会的保护人。

"世界上最不同寻常的，未开发的领域，是我们两耳之间的空间。人的脑子本像一间空空的阁楼，应该有选择地搬些家具进去，只有傻瓜才会把他碰到的各种各样的破烂杂碎都装进去。"侦探小说大师柯南道尔对大脑的探查也相当准确。列文虎克的经历就是这样，他虽然没有完成正规的学业，但他充分发挥了自己的潜能优势，从而成就了事业。

像列文虎克这样右脑、双后脑优势型的人的大脑有利于他们创造智慧、经验智慧与感觉智慧的相互协调与发展。他们在以下各方面将有一定的发展优势：直觉灵感突现、创造策划能力、规划整合能力、冒险应变能力、视听艺术能力、方位感知能力、交往沟通能力等。大脑的双后脑优势使他们有较好的技术性与实验性思维相结合的能力特征。

## ◑ 右脑、左前右后脑优势型

　　我们都熟知"曹冲称象"的故事。传说曹冲从小就极其聪明。在他 7 岁那年，有人把一头大象作为贡品献给了曹操。曹操非常高兴，得意地向众人炫耀这头大象，大家自然称赞不已。可偏偏有位大臣给曹操提了个难题，他想知道这庞然大物有多重。在今天看来，要称大象的重量是件轻而易举的事情，可是当时科学方法还十分落后，没有什么办法能一下就称出如此重的东西。众谋士这时纷纷献策，有的说打造一杆巨型的秤，有的说干脆把大象杀了割成一块一块后再称。这

**曹冲称象**

些提议都不能让曹操满意。这时小小年纪的曹冲却有了主意。他先让卫士把大象赶到一条小船上，量出船的吃水线并做了记号，等大象上岸后，再往船上装石块直到小船有相同的吃水量为止。最后，曹冲让卫士称出所有石块的重量，相加起来就知道大象的重量了。

　　曹冲的这一颇有创意的想法在今天看来都让人称道。这一想法不仅需要创造性的思维支持和方位感知能力的发挥，还需要群体的合作精神，然而这

还不够，曹冲不俗的分析、判断能力也起了很大的作用。"曹冲称象"不能不让我们感叹小小年纪的他，在知识智慧、创造智慧、感觉智慧的发挥上如此的协调。

爱因斯坦曾经说过："我思考问题时不使用语言，而是用生动有形的形象去进行，当这些形象形成一个完整的整体时，我再努力去表达它。"爱因斯坦的这句话，正好解释了曹冲的思维过程。右脑形象思维的创造性发挥，和左脑慎重的分析和判断造就了曹冲这段"称象"佳话。

右脑、左前右后脑优势型的人的脑潜质特征有利于他们知识智慧、创造智慧与感觉智慧的相互协调与发展。在直觉判断、形象思维及空间感知等能力上应有较好表现。在以下各方面将有一定的发展优势：直觉灵感突现、创造策划能力、规划整合能力、冒险应变能力、视听艺术能力、方位感知能力、交往沟通能力、逻辑思维与形象思维的协调等。大脑出现的左前右后优势还使他们有较好的独立思考、实事求是和人际协调交流相结合的特质。

## 右脑、右前左后脑优势型

西方的科学史上有一次著名的探险航行——"贝格尔号"探险。在这艘船上有一位船员，是被认为"既没有才智，又缺乏精力，是决然成不了科学家的"查尔斯·达尔文。然而就在这次探险28年之后，这次航行却因他而闻名于世。那次航行的时候，他22岁。

这位22岁还不会与人交往的达尔文出身于书香门第、科学世家，达尔文家族连续5代是英国皇家科学家协会有影响的会员。他祖父和父亲都是医生。但就是在这样的家庭成长起来的达尔文在老师的眼里却是个成绩不好、智力

**查尔斯·达尔文**

不高、不求上进，甚至不可救药的孩子。

上中学的时候，校长对达尔文的父亲说："您的孩子不用心学习拉丁文和希腊文，经常不上课，尽在外面捉虫逮鸟，听说还在您的花园里搞了一个什么实验室……"为此，达尔文不得不退学回家。

达尔文从小热爱大自然，总有些新奇的想法。他喜欢搜集和研究各式各样的小石子、钱币、贝壳、花草和虫子。一个新奇的小昆虫的发现，经常使他产生无穷的遐想。来源于兴趣的灵感和直觉使达尔文在那个"神创论"盛行的时代，走上了物种进化论的冒险探究之路。

"贝格尔号"巡洋舰，穿过大西洋到达南美洲，然后横渡太平洋、印度洋，经过许多岛屿，绕过非洲好望角，又返回巴西海岸，历时 5 年之久，1836 年回到英国。每到一处，达尔文就独自上岸，搜集标本，细心考察，并向当地土著请教。当旅行归来的时候，他已经带回了一个独创性的科学结论：物种不是固定的而是变化的。达尔文曾说："贝

**广角镜**

**好望角**

"好望角"的意思是"美好希望的海角"，在南非的西南端，北临开普敦，西濒大西洋，北连开普半岛，是南非的旅游胜地之一。在苏伊士运河未开通之前，是欧洲通往亚洲的海上必经之地，至今特大油轮如果无法进入苏伊士运河，仍需从此道航行。

格尔舰的航行，在我的一生中，是极重要的一件事，它决定了我的整个事业。"

其实，物种一直在变化，探险家也一直在探究着未知的领域，为什么只有达尔文发现了物种进化的真谛呢？一个早年"不学无术"的孩子，为什么最终取得了如此辉煌的成就呢？科幻作家瓦格纳曾经说过："创造力实际上就是把头脑中那些被认为毫无关系的情报、信息联系起来的能力。"而这种能力，无疑要靠右脑的创造智慧和形象思维能力的作用。达尔文恰恰具有了这种潜质，加上他与生俱来的对动植物的爱好、身体力行的科学态度及不因循守旧的科学探索精神，他的成就也就是必然的了。

右脑、右前左后脑优势型人群的脑潜质特征有利于他们创造智慧、经验智慧与感觉智慧的相互协调与发展。在以下各方面将有一定的发展优势：直觉灵感突现、创造策划能力、规划整合能力、冒险应变能力、视听艺术能力、方位感知能力、交往沟通能力等。他们的脑潜质特征使他们具有稳健求实、细致工作和勇于进取、开创性强相结合的能力。

# 全脑型智慧

　　全脑即左脑和右脑。左脑是人的常规思维脑，是逻辑思维，右脑是形象思维。按照全脑理论，全脑教育又称全脑开发或全脑智力开发，是对人左右脑同时进行开发和训练，通过全面启动右脑而建立左右脑的第二次协同，可以将智力正常的人的记忆力、注意力、观察力、想象力、创造力等综合智力水平在短时间内提升。

## 全脑优势型

提起西方美术史，人们很难忘却《最后的晚餐》《蒙娜丽莎》这两幅名作。它们的作者是意大利文艺复兴时代的大画家达·芬奇。但很少有人知道，他还是一位颇有成就的科学家。

达·芬奇生于意大利佛罗伦萨郊区的芬奇镇，他的父亲是位律师，母亲是位农妇。达·芬奇 15 岁时来到佛罗伦萨学习画技，后来加入画家行会。达·芬奇创作了《受胎告知》《岩间圣母》《最后的晚餐》《蒙娜丽莎》《吉内芙拉·德本奇》等画作。

《蒙娜丽莎》

达·芬奇晚年潜心科学研究。他的笔记中涉及科学研究的范围广阔，从物理、数学到生理解剖，几乎无所不包。他的技术发明也遍及民用、军事、工程、机械等各方面。

达·芬奇既有突出的形象思维能力，又具有严谨的逻辑思维。达·芬奇认为，画家必须师法自然，但又不能简单地抄袭自然，应以理性掌握自然规律，致力于创造美的典型。他认为，知识源于感觉，他强调绘画与科学的联系，认为绘画本身就是一门科学。达·芬奇的经历、造诣及留给后人的丰富艺术与科学遗产，烙印着他全脑优势的潜质特征。

全脑优势型人的脑潜质特征有利于他们的知识智慧、创造智慧、经验智慧和感觉智慧的协调发展与发挥，他们各脑区处于均衡发展态势。这种脑潜质反映了他们各脑区有明显的协调优势。

## 👆 全脑、双前脑优势型

徐霞客是明代伟大的地理学家、旅行家。他自幼博览群书，学问渊博。他酷爱历史、地理，钟情于名山大川。徐霞客东游普陀，南涉闽粤，西南达云贵边陲。他不避风雨，不惧虎狼，不计程期，不求伴侣。他的足迹遍及祖国各地。

徐霞客每到一处，对地貌、地质、水文、气候、植物等科学问题，都做了深入而细致的考察，以科学的态度和惊人的毅力以及敏锐的观察和生动入微的文笔，逐日写

徐霞客

成考察日记。这就是经后人整理、辑录的《徐霞客游记》。

徐霞客严谨的治学精神有赖于他知识智慧的帮助。他从小就博览群书，

锻炼了他的逻辑思维能力；他敢于冒险，饱览名川大山，成就了他创造智慧的能力；他左、右脑都得到了充分的激活与发挥。《徐霞客游记》是科学著作，又是文学游记。全脑、双前脑优势型的特征在徐霞客身上得到了充分的体现。

## 拓展阅读

### 地质学

地质学是对地球的起源、历史和结构进行研究的学科。它主要研究地球的物质组成、内部构造、外部特征、各圈层间的相互作用和演变历史。在现阶段，由于观察、研究条件的限制，主要以岩石圈为研究对象，并涉及水圈、大气圈、生物圈和岩石圈下更深的部位，以及涉及其他行星和卫星的太空地质学。

全脑、双前脑区优势型人的脑潜质特征有利于他们知识智慧、创造智慧的相互协调与发展。他们在听说读写、运算分析、推理判断、直觉灵感突现、创造策划、规划整合、冒险应变、艺术表现等各方面将有一定的发展优势。这种脑潜质还使他们具有良好的技术性与实验性思维相结合的优势特征。

## 全脑、双后脑优势型

全脑、双后脑优势型的人才，是全面发展的样板。他们的知识智慧、创造智慧均衡发展，经验智慧和感觉智慧的各种能力又得到了充分的发挥。

白居易自幼聪慧，五六岁就开始学诗，九岁已经熟悉声韵，十几岁时就写出了《赋得古原草送别》。白居易诗文并举，一生留下了《长恨歌》《琵琶行》等很多传世名篇。白居易对诗歌的贡献，还在于他有鲜明的诗歌理论，充分表现了他知识智慧、创造智慧的协调发展。

　　白居易诗的最大特点是平易近人，他主张写诗要辞句质朴、不加文饰。这和他广泛接触社会大众有着极深的关系。传说白居易写好诗后，曾经拿到外面给普通百姓朗诵，看看他们是否能够听懂。这一方面反映了他的"语不通俗死不休"的文风，另一方面则恰恰证明了他的人际交往长处。他不管为官还是赋闲，始终关心黎民百姓的疾苦，甚至还出资修桥，方便百姓出行。他还倡导推行"新乐府运动"，和元稹、李商隐等建立了很好的"诗友"关系，和元稹被合称为"元白"。这些都突出地表现了他双后脑优势的特征。

白居易

**趣味点击　新乐府运动**

　　新乐府运动，即诗歌革新运动。由唐代诗人白居易、元稹等所倡导，主张恢复古代的采诗制度，发扬《诗经》和汉魏乐府讽喻时事的传统，使诗歌起到"补察时政"、"泄导人情"的作用，强调以自创的新的乐府题目咏写时事，故名之。

　　一个人要想成功成才，成就伟大的事业，就要有远大的理想和正确的价值观。全脑、双后脑优势型的人，基本具备了这些特质。

　　全脑、双后脑优势型人的脑潜质特征有利于他们经验智慧、感觉智慧的相互协调发展。在以下各方面将有一定的发展优势：形象及逻辑思维的相互协调、直觉灵感突现、创造策划、规划整合、冒险应变、艺术表现、方位感知、细致工作、交往沟通等。他们的脑潜质还有稳健严谨、人际协调性强的优势特征。

## 全脑、左前右后脑优势型

爱因斯坦是著名的物理学家。人们在评价他的时候是这样说的："一位20世纪改变了世界面目、更换了人类脑筋的科学家。"

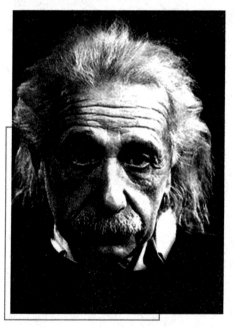

**爱因斯坦**

1905 年，当 26 岁的爱因斯坦还是瑞士联邦专利局一个小职员的时候，他就利用业余时间，在物理学 3 个不同领域里同时获得了惊人的突破。

第一个突破是把普朗克的量子概念加以发展，提出光量子的概念，因此圆满解释了光电效应，从而为物理学史上长达百年的光的波动性与微粒性之争画上了圆满的句号。他因此获得了诺贝尔物理学奖。

第二个重大突破是用统计学与力学相结合的方法研究布朗运动，他在这方面的研究成果给原子论以强有力的支持。现代物理学之所以"现代"，是因为它有两根坚实的支柱：一是量子力学，它使人类的认识由宏观世界深入到微观世界；二是相对论，它使人类认识由低速运动进入高速运动领域。19 世纪末 20 世纪初，正是物理学体系的变革时期。爱因斯坦，这位应势而生的"天才"，以他的光电效应理论和布朗运动理论，为量子学的建立作出了奠基性的贡献。

第三个重大突破是他的狭义相对论，这是爱因斯坦对人类最为辉煌的贡献。它从本质上改变了牛顿力学的时空观，揭示了作为物质存在形式的空间和时间可以统一成一个四维

**拓展阅读**

### 诺贝尔奖

诺贝尔奖是根据瑞典化学家阿尔弗雷德·诺贝尔的遗嘱所设立的奖项。诺贝尔是近代炸药的发明者，他因此获得了巨大的财富。但他对自己的发明用于破坏感到震惊，他在法国巴黎立下遗嘱，用其遗产中的 3 100 万瑞典克朗成立一个基金会，将基金每年所产生的利息奖给在前一年中为人类作出杰出贡献的人，以表彰那些对社会作出卓越贡献，或取得重大研究、发明成果的人士。

时空的真理，揭示了力学运动和电磁运动在运动学上的统一性。爱因斯坦的这一理论，为原子能利用奠定了坚实的物理基础。

令人更加敬佩的是，爱因斯坦的这些辉煌成就全是利用业余时间完成的。这在科学史上也是没有先例的。

爱因斯坦的成功，得益于他早期适宜的智力开发、强烈的求知欲和终生的勤奋学习。爱因斯坦在叔叔的指导下，15 岁就学完了解析几何、微积分，16 岁就注意到运动体光学的问题，显露出数学、物理学天才的潜质。爱因斯坦对数学的明显偏好，使他不得不中途退学，也正是由于对数学的偏好，他不久又考入了只考一门数学的苏黎世大学电气工程系。然而，在这所大学里，爱因斯坦对理论物理的兴趣还是超过了对电气工程学的兴趣。

爱因斯坦在自然科学方面勤奋的治学精神和大无畏的创新态度，无疑

是他知识智慧与创造智慧的集中体现。他是全脑优势型人才的杰出代表。

爱因斯坦的成功，还来源于他坦诚、虚心和合作的精神。他和教师、朋友都保持着极深的友谊。爱因斯坦的老朋友、数学家格罗斯曼就曾为了帮助爱因斯坦解决一个难题，而起早贪黑地查阅资料，最终找到一种最有希望帮助爱因斯坦解决难题的数学方法。爱因斯坦则像小学生一样认真听格罗斯曼的讲解。最后，在老朋友的帮助下，爱因斯坦叩开了"引力之谜"的大门。爱因斯坦的另一位好友，美国物理学家米里根的一段话最能表现爱因斯坦在这方面的品质。他说："让人感到高兴的是，爱因斯坦在科学上的诚实态度，他心灵的伟大；假如他发现自己的观点不适应新情况时，他能立即接受新的观点。"

全脑、左前右后脑优势型的人的脑潜质特征有利于他们知识智慧、创造智慧、感觉智慧的相互协调与发展。在知识积累、形象思维、直觉判断及空间感知等能力上会有较好表现。

## ▶ 全脑、双前脑、左前右后脑优势型

说起发明创造，人们总会提及大发明家托马斯·爱迪生。他一生中的创造发明多得让人难以置信。像我们熟知的留声机、白炽灯、电车、电影机等都是他的发明。

童年时代的爱迪生好奇心极强。他对一切事物总要追根究底，不弄明白不罢休。他5岁的时候，曾在家中的仓库里一本正经地孵小鸡，以至于家长以为他走失了。

爱迪生创造智慧的卓著，与他勤奋好学有着天然的关系。他对知识的探

究精神令人佩服，在他发明电灯的过程中，为了解决电力照明的实用化问题，他阅读了大量相关的图书资料。由此可见，爱迪生知识智慧与创造智慧的双前脑区潜能得到充分地发挥。

爱迪生还有着助人为乐的良好作风。一次，他挺身而出救了车站站长的儿子，并和站长建立了良好的人际关系。站长毫无保留地教给了他渴望已久的发电报技术，4 个月后爱迪生就掌握了发电报的全部知识，成为铁路上一名技术精湛的技术员。他的这份工作，使他一面可以踏踏实实地工作，一面可以专心致志地搞发明、搞革

**爱迪生**

新，为他以后的专业发明之路做好了充分的准备。这一经历充分证明了他左前右后脑区协调发展的潜质优势。

爱迪生的成功，是他全脑、双前脑、左前右后脑优势潜质充分发挥的结果。智力因素与非智力因素的协调发展，对于形成正确的人生追求、完备的知识结构、优秀的思维品质、健康的生活方式、和谐的人际关系，起着决定性的作用。

全脑、双前脑、左前右后脑优势型人的脑潜质特征有利于他们知识智慧、创造智慧与经验智慧的相互协调与发展。他们在知识积累、形象思维及空间感知等能力上有较好的表现。

## 全脑、双前脑、右前左后脑优势型

东汉时期名医华佗不仅医术高超，还是个发明家。他发明了全身麻醉的药物"麻沸散"，还设计了最早的体操"五禽戏"。华佗精于方药，兼通数经，医疗涉及面很广，是个典型的知识智慧与创造智慧突出的"奇郎中"。他外科手术的高超技法是他经验智慧的集中表现。

**趣味点击 五禽戏**

五禽戏是一种中国传统健身方法，由五组模仿动物的动作组成。五禽戏又称"五禽操""五禽气功""百步汗戏"等，传说由东汉医学家华佗创制。五禽戏是中国民间广为流传的、也是流传时间最长的健身方法之一，其健身效果被历代养生家称赞，据传华佗的徒弟吴普因长年习练此法而达到百岁高龄。

全脑、双前脑、右前左后脑优势型人才都有极强的求知欲望，不因循守旧的创新精神和细致工作的动手能力。全脑、双前脑、右前左后脑优势型人的脑潜质特征有利于他们知识智慧、创造智慧与经验智慧的相互协调与发展。在知识积累、形象思维及空间感知等能力上有较好表现。他们在直觉灵感突现，创造策划能力、规划整合能力、冒险应变能力、听觉艺术能力、细致工作能力等方面将有一定的发展优势。他们的脑潜质有良好的技术性与实验性思维相结合的优势特征。

华佗

# 大脑潜能开发

　　人的大脑具有记忆功能，大脑的一部分组织能够增强记忆。如果我们能够知道增强记忆的方法并用到实践中去，我们对大脑的使用方法也会随之改变。大脑能够变得更加灵活，使原先运转比较缓慢的机能开始加快运转速度。这样，学习能力低下的孩子便可以提高记忆力，老人则降低了患痴呆症的危险，并能够长久地保持灵敏的头脑。

# ❤ 大脑潜能开发的意义

人类对大脑的研究，已经有了千年的历史。特别是近代，脑科学研究已经取得了明显进展，但仍存在许多需要探索的区域。

人之所以有别于其他物种，成为万物之灵，就是因为人类有极其复杂的大脑，它是千百万年人类进化的结晶。

生物体通过进化产生出由大量神经元相互连结而形成的神经网络，解决了在不断变化的复杂环境中人脑处理各种复杂信息的问题。尤其是人的高级认知功能的高度发展，使得人类成为万物之首，具备了主宰世界的能力。

大脑是生物体内结构和功能最复杂的组织，是接受外界信号、产生感觉、形成意识、进行逻辑思维、发出指令、产生行为的指挥部。它掌管着人类每天的语言、思维、感觉、情绪、运动等高级活动。人脑也是极为精巧和完善的信息处理系统，是人体内外环境信息获得、存储、处理、加工和整合的中枢。

大脑和身体其他部分是一个整体，大脑有病会引起其他的身心疾病；反之，身体其他部分也会通过激素影响到大脑。大脑约有 1 000 亿个脑细胞，每个神经细胞又同其他的神经细胞建立约 1 000 种联系。大脑在形成的过程中产生的神经细胞数量会超过需要的数量。每个神经细胞都有自己的位置并同其他神经细胞建立联系。这种复杂的机制是每个人的单一性和不可"复制"性的保证。

未来人类的最大资源就是人脑，如何开发大脑，发展潜能，是每个人生存的课题。

我们每一次打开冰箱，看着剩下的食物并考虑如何将它们"搭配"出一顿饭的时候，我们所进行的就是一种智慧的行为方式。这是我们人类独有的创造性。这种利用现有的东西相互组合并不断创造出新东西的能力，正是智慧最重要的标志。据科学家研究发现，只有那些大脑中神经元非常有效的相互连接的人，才可能是真正的智者。

美国神经心理学家提出了"创造性智慧"的概念。之后又有教育学家将这种"创造性智慧"精确地划分为 4 种形式，即创造性的技能、创造性的革新、创造性的自我反省以及创造性地施加影响。但这些深埋在大脑中的创造性思维如何才能被唤醒，它们又是如何帮助解决问题，展现出智慧的灵光，却又不尽相同。这些都有赖于我们对大脑潜能的不同开发。

## 知识小链接

### 神经生理学

神经生理学，简称"神经生理"，是神经科学的一个分支，研究神经系统的功能机理。神经生理学同时也是生理学的一个分支，专门着眼于神经系统。神经生理学可以分为感觉、运动、记忆、学习、情感、语言等其他高级功能的神经生理。神经生理学和神经药理学、神经发育学、遗传学、动物行为学、心理学、认知科学等许多其他学科有密切的联系。

到目前为止，人类只用到脑潜力的一小部分。科学家指出，一个人所发挥出来的能力，只占他全部能力的4%，就是说，人类还有96%的潜力没发挥出来。一个经常动脑、勤于思考的人，他所使用的脑细胞也仅为大脑细胞的1%，可见人类大脑的容量堪称一个"小宇宙"。

美国科学家曾证明：人的大脑左右半球的功能是不对称的。大脑两个半球间基本上是以不同的方式进行思维的，左脑倾向于用语言进行思维，右脑则倾向于以感觉形象进行直接思维，而只有左右两者结合起来才能产生创造性的思维。

美国科研人员最近提供的新证据表明：大脑的发展和生长过程可以延续到老年。

这一研究成果是美国科学家在进行了多次实验后取得的。其中一个有趣的实验是这样的：把12只年龄为766天（相当于人75岁年龄）的老鼠放进一个"丰富多彩"的特别环境里，让它们活到904天的年龄。这个特别环境是一个面积约为0.28平方米的笼子，里面给老鼠提供了包括迷宫、梯子和车轮等种类繁多的玩具。12只老鼠在这种有刺激性的环境里住了138天之后，皮质的厚度有所增加。这说明大脑神经细胞的尺度和活动力增大，脑神经细胞的轴突末端长得更长了。从而使得整个大脑的轴突末端的总面积得到扩大，能允许外界更多的信息进入大脑；脑神经细胞的活动能力有所增加，扩大了记忆容量。12只老鼠在这个"丰富多彩"环境的刺激下提高了智能，学会了怎样找到走出迷宫的道路。

科学家们认为，不论在什么年龄，人类的大脑神经细胞也能在参加各种动脑筋的活动环境（如猜谜等）中受到刺激，得到发展。两个脑半球如果能同时得到"训练"，整个大脑至少可以发挥75%的功能。有人把记忆力差归咎于脑子不灵或年纪大了，其实是自己懒于记忆，对脑的"训练"有所放松。脑力如同体质一样，只有通过"训练"才能增强，但又不像体质一样，会随着年龄的变化而衰退。

英国数学家和哲学家罗素兴趣极其广泛，钻研的领域较全面，使左右半脑得到了全面的"训练"。美国科学家爱因斯坦除了致力于科研之外，还有包括拉小提琴在内的许多爱好，使两个半脑的"训练"得到平衡，因此他们到了老年还能广闻博记，脑子相当灵活。

要提高大脑的功能，必须学会科学用脑。人们在进行学习和记忆活动时，左半脑处于兴奋状态，而右半脑基本处于抑制状态，因此在每记忆了20～40分钟后，必须停下来用5～10分钟以听音乐、呼吸新鲜空气或者浏览图书等方式休息。这样用脑有两个好处：一是可以避免大脑皮层过多地接受同一刺激，能有规律地在左右半脑中交替兴奋与抑制，保持记忆的弹性强度，因为同一刺激持续的时间太长，会使大脑皮层从兴奋转为抑制，影响学习效果；二是可以让大脑有 5～10 分钟时间对刚刚学习和记忆的东西进行"消化"，以利于再去吸收新的知识，记忆新的东西。

**基本小知识**

### 哲　学

　　哲学，是理论化、系统化的世界观，是自然知识、社会知识、思维知识的概括和总结，是世界观和方法论的统一。它是社会意识的具体存在和表现形式，是以追求世界的本源、本质、共性或绝对、终极的形而上者为形式，以确立哲学世界观和方法论为内容的社会科学。

　　研究人员指出，要使学习获得最佳效果，科学的方法至关重要。一是要几种感觉器官同时并用。记忆对比实验表明，仅靠耳朵所获得的记忆，3 小时后保持 70%，3 天后只剩下 10%；只靠眼睛看，3 小时后保持 72%，3 天后仅保留 20%；但采用眼睛和耳朵结合的视听方法，3 小时后能记住 85%，3 天后可保持 65%。记忆保持率的一般规律为，光凭口念，一段时间后只能记忆 10%；只靠耳听，过后仅能记住 20%；只用眼看，过后只能记住 30%；如果耳眼并用，能保持记忆的 50%；如果进一步耳眼口相结合，可保持记忆的 70%；倘若耳、眼、口、手同时并举，记忆率能达 90%。二是要有劳有逸。一个人学习的最佳效果，一天大约可维持 5 个小时。掌握的原则是，当自己学习感到疲劳，或发现自己反复阅读理解相同内容而不能吸收时，就已经达到自己一天所学到东西的最大极限，应该适可而止。否则，就会造成大脑疲倦，结果什么也学不到。

## 大脑的九大潜能

任何一个平凡的人，都存在着巨大的潜能。这潜能就像沉浸在海平面下的冰山，它的体积往往是水面上那部分的 5 倍、10 倍，甚至上百倍。人的潜在能力是大大超过人的显在能力的。最新的研究成果表明，人还有 9 种潜在能力有待开发。研究人员指出，每个人都具备 9 个方面的潜能，通过训练，这些潜能是可以被开发的，这些潜能是：

> **趣味点击**
>
> ### 瑜 伽
>
> "瑜伽"这个词，是从印度梵语中而来，其含意为"一致""结合"或"和谐"。瑜伽是一个通过提升意识，帮助人们充分发挥潜能的哲学体系及其指导下的运动体系。瑜伽是一个运用古老而易于掌握的方法，提高人们生理、心理、情感和精神方面的能力，达到身体、心灵与精神和谐统一的运动形式。大约在公元前 300 年，印度的大圣哲瑜伽之祖帕坦伽利创作了《瑜伽经》，印度瑜伽在此基础上成形，瑜伽行法被正式订为完整的八支体系。

（1）个人潜能。谁如果能够做到使自己的内心处于平和状态，那么他就可以比较充分地发挥个人的潜能。

（2）社会潜能。社会潜能同个人潜能相反，也可以理解为组织能力，或调动别人积极性的能力。

（3）创造潜能。创造性不只是可以画一幅画或者会使用一种工具。做一顿晚餐是创造，侍弄花园也是创造，考虑如何让足球队战胜对手也需要有创造性。

（4）精神潜能。一个拥有精神智慧的人，不会仅仅看到个人的和自己所在集体的利益。他不仅是聪明的，而且是明智的。

（5）身体潜能。躯体拥有自身的潜能，经常锻炼可以增强身体的潜能。为了使身体保持灵活，你可以经常跳舞或者练瑜伽功，吃健康食品，并使运动成为习惯。

（6）感觉潜能。我们的鼻子有 500 万个嗅觉感受器，我们的眼睛可以辨别 800 万种色彩。我们应该尽可能把人体内潜在的 5 种丰富的感觉能力充分发挥出来。

（7）计算潜能。每个人都具备计算能力。这种能力需要被激发出来。好在所有数字都是只有 10 个数码演变来的。在使用计算机计算之前，你可以先用脑子计算，伟大的数学天才就是这样锻炼自己的能力的。

（8）空间潜能。空间潜能就是看地图、组合各种形式以及使自己的身体正确通过空间的能力。社会活动有助于一个人的空间潜能的发挥。

（9）文字表达潜能。许多人在书写时用 1 000 个单词，在说话时用 1 100 个单词，并懂得 5 000 个单词的意思。如果你开始时掌握 1 000 个单词，哪怕每天只增加一个新的单词，那么一年后你的文字表达能力就会提高 40%。

## ◪▶ 积极激发大脑的潜能

大脑的潜能和效用，通常被人漠视，一直没有被充分利用和发挥。人脑的潜能是无限的，它所发挥的效用令人难以想象，如果要学习效果事半功倍，人们必须先懂得如何激发大脑的潜能和功能。要做到这一点，便要先了解大脑是如何运作的。人脑的结构和运作过程，共分为三大步骤：吸收、储存和应用。我们如果要推广创意，提高思考技巧，就必须要先懂得以及掌握最基本的来自大自然的力量——了解人脑运作的基本规律。如果学习是自发性的，而不是被动式的吸收，大脑潜能便能发挥。

很多人都相信天赋遗传的理论。但科学家最近才发现，人类大脑的实际构造是由出生后的经验而不是由遗传所决定的。幼儿的早期经验可极大地影响脑部复杂的神经网络结构。

美国科学家通过动物实验发现，经常动脑可使脑细胞数目增加，智力水平提高。他们认为，大脑存有后备细胞。研究表明，动物大脑中的脑细胞数目是不确定的，在成年之前，动物大脑会储存一批特殊的脑细胞，如果经常动脑，这些细胞就会转化，并进行智力活动，否则这些细胞就会死亡。

科学研究结果显示，人脑直到青春期还在发展，"年轻人的行为决定了他们的智力情况"。美国科学家和加拿大科学家使用磁共振扫描仪，对 3～15 岁的试验者进行了三维摄影，观察他们脑部的变化和发展。

科学家观察到，在人脑的某些部分，灰质的体积在一年内增大一倍，然后它们互相结为网络，与此同时，那些没有被使用过的灰质细胞就死亡或消退。正如一位参与研究的科学家所说："令人惊奇的是，在人们本来认为人脑已经发展成熟的阶段，人脑还会做局部的结构改变。"

科学家发现，在 3～6 岁时，灰质主要在前脑部增多，这个区域与人的行为组织和计划能力以及精力的集中能力有关；而在 6～12 岁，则主要在后脑部增多，这个区域与人的感情和语言能力以及空间的判断力有关，这就是人过了 12 岁后学习语言感到困难的原因。

美国科学家的发现告诉人们，一直到青春期大脑都在发展，而且确实是服从"用进废退"的原则。

**基本小知识**

### 青春期

青春期，是指人体生殖机能及生理机能成熟、心理和生理由儿童转到成人的过渡时期，一般指 12 岁到 20 岁左右。青春期开始的标志是第二性征出现，这时人的体格、性征、内分泌及心理等方面都发生了巨大变化，人体生长发育是继婴儿期后出现的第二个高峰，各组织器官由稚嫩走向成熟，由能力不足趋向功能健全，世界观随之逐步形成。

# 大脑的后天开发

　　至今，人类对大脑的使用只占到大脑机能的6%~10%，即便是人类有史以来最聪明的爱因斯坦也仅仅使用了大脑机能的18%。如何激活沉睡的大脑，激发人类更大的智力潜能？这对于人类自身的进步是极为重要的。加拿大科学家在对11位先天失明者和11位正常人进行研究后发现，大脑具有惊人的可塑性。正常情况下，与眼睛相连的视觉信息处理、空间感知脑区与声波信息进行重新连接。大脑的后天开发不仅可以弥补先天不足，更能使人类自身潜在的能力被发掘出来。

## 智力的后天可塑性

**大脑智商区**

如果说人是一部机器，那么智力就是它的一个部件。所谓智力高低就是看这个部件运转是否良好。那么如何看待人的智力呢？从整体上看，一个人的智力伴随年龄的增长，越来越接近其亲生父母的智力水平。但是如果分析不同能力的发展，每个人的智力都会集中于他感兴趣或专注的领域。

关注一个人学校教育的成绩和智商测试的分数，但不能将这些作为判断其价值和潜力的唯一依据。关于一个人的智力，最终还是以其学习或工作及生活中的成就为判断的根据。所有少年天才的成功根源在于他们个人的天赋，同时也离不开大量的外部支持。通过研究这些成就非凡的孩子，我们发现，他们每个人都得到父母、其他家庭成员、老师及其他人的支持。任何人，不论他的天分有多高，都不可能独自修成正果。

正如一位研究者所说："人的脑力，是与遗传、环境、教育三大因素有关的。"每个人都生有一个用于学习的大脑。与父母沟通，能使大脑中控制语言、数学、音乐、逻辑和情感的数十亿复杂神经网络发展成熟。而父母（尤其是母亲）的智能以及精神状态会对孩子造成不同程度的影响。伦敦的一所精神病医院的研究人员曾对伦敦某地区 250 名接受产前护理的孕妇，进行产前产后心理状况的跟踪调查。结果发现，其中约有 30% 的人在一年内出现程度不同的精神忧郁症状。

## 知识小链接

### 遗　传

遗传是指经由基因的传递，使后代获得亲代的特征。遗传学是研究此现象的学科，目前已知地球上现存的生命主要是以 DNA 作为遗传物质。除了遗传之外，决定生物特征的因素还有环境，以及环境与遗传的交互作用。生物遗传依靠 DNA 复制完成。DNA 复制是指以亲代 DNA 分子为模板合成子代 DNA 的过程。这一过程是在有丝分裂间期和减数第一次分裂的间期，随染色体的复制而完成的。

4 年后，研究人员给当初曾有精神忧郁症状的母亲生下的那些孩子们作了认知能力和智商的评估，发现他们母亲的心理状况对他们的智力影响极大，其中男孩的智商较女孩明显偏低，在产后一年内这种表现最为突出。一旦过了这段时间，母亲精神抑郁虽仍影响着孩子智力的发展，但已没有多大性别差异了。

在孩子进入学龄期后，来自学校的报告说，老师们很容易就能从一群孩子中找出那些在分娩后一年内患有精神抑郁症的妇女生的男孩，因为"他们在课堂上往往落后于其他学生"。

有关专家认为，母亲产后精神抑郁之所以能影响孩子智商，是因为从出生到 1 岁左右是人的大脑发育的重要阶段。孩子在这段时间开始认识事物和环境、学习说话和走路，并培养孩子早期的社交能力。而智力的健康发展需要宽松的环境，此时母亲若长期忧郁，就会在无形中给孩子造成压力，使孩子精神紧张，从而使智力不能得到充分开发。男孩子在此方面表现更为强烈，这说明男性在生命最初阶段所表现出的生命力较女性更加脆弱，对不良外界因素更加敏感。

美国的儿科神经生物学家利用正电子发射计算机体层摄影技术对新生婴

儿进行观察，发现婴儿脑部各个区域一个接一个活跃起来，好像停电后又来电的城市，一家接一家地亮起了灯。

据观察，婴儿的脑部在婴儿离开母体后仍然不断成长——不仅像身体四肢、五脏一般长大，而且建立微观联系，这些联系负责感觉、学习和记忆等功能。简言之，婴儿出生时脑部已经拥有日后所需的一切功能，只是不知道如何运用而已。

科学家发现，人类大脑的实际构造是由出生后的经验而不是由遗传所决定。出生第一个月的婴儿，其突触数量已增长了20倍，即1 000多兆。但这些突触之间并没有太多的联系。这些联系有赖于生活经验，即幼儿从实际生活中接收的所有信号。经验似乎是通过强化突触产生作用的。正如我们长时间没有接触某些事物，对该事物的记忆就会淡忘。不经常使用的突触会在一种称为"剪枝"的过程中退化。加强退化网络的方法称为刺激。刺激并非指父母让婴儿看识字卡，而是十分简单的事——配对袜子颜色或听童话故事。研究发现，积木、珠子、藏猫儿等游戏和其他传统的方法会加强孩子的认知、肌肉和语言的发展。

婴儿大约两个月时脑部肌肉皮层开始有突触形成。几乎在同一时期，婴儿的"惊吓"和"觅食"反射消失，开始掌握有意识的动作。3个月时，婴儿视觉皮层的突触形成达到最高峰，大脑开始微调视觉联系，使婴儿的眼睛可以聚焦在一件物体上。到8至9个月时，负责记忆的海马区域开始发挥全部功能，只有此时婴儿才会形成清晰的记忆，例如怎样移动推车。

研究还发现，在半岁至一岁期间，负责思考和逻辑的额前皮层形成突触的速度极快，所消耗的能量比成年人高出一倍。语言研究显示了婴儿大脑"神经可塑性"的特征以及这种可塑性如何随年纪的增长而减退。

美国研究人员曾研究了婴儿大脑中由音素（语言中的最小语音单位，例如"ee"或"1"）构成的"听觉图"。最初，听觉皮层的神经细胞就像未接到指示的工人一样候命待发。当新生儿听到一连串的英文时，听觉皮层的另一组神经细胞就会对每一个音素产生反应。每组神经细胞只有在听到这一特定音素（例如"爸"或"妈"）时，才会产生反应。如果一个音与另一个音明显不同，负责记忆一个音的神经细胞就会与负责记忆另一个音的神经细胞相距很远。但如果两个音非常相似，两组神经细胞位置就会十分接近，婴儿就可能很难分辨这两个音素。

一周岁时，婴儿的听觉图已经形成，对于没有听过千万次的音素就无法辨认，因为没有神经细胞组负责对该音素作出反应。随着年龄的增长，学习新语言就会倍感困难，因为听觉皮层内可用于接受新音素的神经细胞越来越少。

研究发现，父母对婴儿说话的数量多少与婴儿掌握的词汇量有密切的关系。20 个月时，话多的母亲的婴儿的词汇量比话少的母亲的婴儿的词汇量平均多出 131 个；2 岁时，差距则会成倍增加，达到 295 个。如果母亲说话时使用 40% 的复合句，幼儿说话时会有 35% 是复合句；母亲说话时仅使用 10% 的复合句，幼儿使用复合句的机会就只有 5%。

## ◉▶ 情感支配智力

智商并不是一切。有一个词叫"情感智力"，情感智力源于我们的情感，同我们的大脑有着千丝万缕的关系。

流泪、恼怒、面色苍白或激动得面红耳赤，这些都是情感的表现。受情感的支配，人有的时候可以圆睁双目，有的时候可以喜上眉梢，有的时候又可以作出强烈的反应，如大发雷霆。

这些情感出自于我们大脑的最深处，直到今天，我们才开始认识到情感在人的智力方面起到的重要作用。正像字典中的定义一样：情感是一个人所具有的能够适应一些新的环境，能够找到对付他所遇到的各种困难的解决办法的能力。

情感支配着智力。在这方面，情感所起的支配作用比数十年来人们所推崇的数理逻辑能力所起的支配作用要大。情感虽然是难以控制的，但并不是不能控制的，因为它是人类演化的结果。这是哈佛大学一位心理学博士在他的《情感智商》中所作的说明。

## 基本小知识

### 心理学

心理学是一门研究人类及动物的心理现象、精神功能和行为的科学，既是一门理论学科，也是一门应用学科，包括理论心理学与应用心理学两大领域。心理学研究涉及知觉、认知、情绪、人格、行为和人际关系等许多领域，它与日常生活的许多领域诸如家庭、教育、健康等发生关联。心理学与神经科学、医学、生物学等科学有关，因为这些科学所探讨的生理作用会影响人的心理。

神经专家指出，人的情感发源于小脑扁桃体。正是这些扁桃体早在新皮质即考虑问题的大脑作出反应之前就引发了人的瞬间反应，几乎是反射式的反应，这些扁桃体是通过一些神经细胞网与大脑连接在一起的。

同时，研究人员通过对20多位患有严重额叶前部皮层损伤的病人进行的研究，论证了这一新皮质所起的重要作用。病人对自己的情感既不能感觉，也不能控制。结果看上去完全正常，但他们的推理是错误的，他们所作的决定总是与他们自己的利益背道而驰。

从科学上得出的结论是：理智并不是抽象的东西，它是靠我们的情感维持的，而在这其中起指挥作用的是新皮质。情感的变化、情感的控制、情感的协调，靠的都是新皮质，是新皮质在对那些最剧烈的刺激、冲动进行控制，并赋予它意义。

　　对哈佛大学的一些学生进行研究证明，那些在考试中或在智商测试中成绩最好的学生的成功率并不比那些当时看上去并不那么突出的学生高。另一些研究人员说，在个人的成功中，智力商数只起20%的作用。其他80%靠的是什么呢？靠的是社会环境、机遇，尤其是靠标准测试所没有考虑进去的那部分智力。

　　科学家提出了"情感智力"的概念，目的是说明情感智商对个人事业的发展与成功是必不可少的。那么情感智力的定义是什么？这要从5个方面理解：

　　（1）能充分认识自己的情感，具有理解自我及心理直觉感知的基本能力。这正是精神分析学家所称的"专注的自我"。

　　（2）自身动机，这是一种使情感专注的能力。

　　（3）控制自己的感情，这是使感受力适应各种情况的能力。

　　（4）情感归向，或者叫对他人情感的感知，这种对他人的关注导致利他主义。

　　（5）搞好人际关系，具有与他人交往的才能，这是一种掌握好自己情感的特别的才能。

　　我们知道如何测试智商，但我们不知道如何测试情感商数，因为情商是无法用数字方法计算出来的。有一项拿糖给一些4岁的孩子的实验。这些孩子有两种表现，这两种表现在心理上的差异很明显：一部分孩子显得比较固执、内向、多疑、嫉妒、敏感、容易生

**趣味点击　哈佛大学**

　　哈佛大学，是一所位于美国马萨诸塞州剑桥的私立大学，常春藤盟校成员之一。1636年由马萨诸塞州殖民地立法机关立案成立，迄今已是美国历史最悠久的高等学府，也是北美第一间和最古老的法人机构，在世界上享有一流大学的声誉、财富和影响力，在英语系大学的排名尤其突出。另外，哈佛也是全世界生产最多罗德奖学金——"全球本科生诺贝尔奖"得主的大学。

气、难以接触；另一部分孩子似乎显得比较自如，他们看上去比较自信、比较主动，对自己有信心，在学习上他们的表现要比他们的同伴好得多。研究显示：孩子们学习成绩的好坏更多地取决于他们的情感状态，而不是孩子的学习能力。

我们很难从整体上领会什么是情感智力，因为与数理逻辑能力和理性相反，我们只能对人表现出感受力的口头和笔头表达能力进行测试，但却不能从数值上测出情感自身。人的大脑发展的余地很大，尤其在人生下来的头 3 年里更是如此，而大脑中情感活动所必不可少的那些区域是慢慢地才会达到其终极状态的。控制情感的中枢——额叶还会继续发育很长时间，一直到青少年时代，甚至到 16 岁或 18 岁。因此，心理学家建议，要充分利用人的智力发展的这一大好时机。

# 大脑病变

　　大脑是我们人体的统治者，是人类最宝贵的财富。人体各个器官都会发生病变，大脑也不例外。但是，由于大脑生理的复杂性，人们对大脑病变机理的研究尚未深入，一些脑部疾病我们还没有完全了解它的根源。另外，大脑是人体的一部分，人体会衰老，大脑也不会例外。所以，大脑病变多发于老年人群。随着科学技术水平的提高，总有一天，人类会战胜那些脑部顽疾。

## 老年痴呆

"痴呆"指患者发生进行性智力减退，主要表现为记忆力显著降低，并伴有行为、情感、性格方面的失常。这种疾病因其多见于老年人，故被称为老年痴呆；又因为此病首先由德国人阿耳茨海默发现并证实，故又称阿耳茨海默痴呆或阿耳茨海默病。早先曾将65岁以前患此病的老年人称为早老性痴呆，即阿耳茨海默病，而将发病于65岁以后的老年人称为老年性痴呆或老年性痴呆阿耳茨海默型。近年来大多数学者都认为，二者无论在临床表现、病理方面都无甚区别，实没有分型之必要。

老年痴呆的临床表现主要有下列4个方面：

### ◎ 记忆力方面

一般在中年以后往往自觉爱忘事，记性不好，其实这多半与注意力不集中有关。所以，这种人做其上心的事，还是能够记住的，并不是真的记忆力衰退。记忆力有障碍，往往都是近事记忆不好，例如电话号码、门牌号数难记，以后日益加重，以至于整天丢三落四，外出买东西，不是忘记付钱，就是付了钱而忘记取物，甚至常常记不起朋友或同事的姓名。渐渐地远事记忆也不好，严重时甚至外出后不认识回家的道路。同时计算力也往往不好，时常算不清账目。

### ◎ 思维判断方面

表现为思维迟钝，谈吐不畅，对抽象名词的概念模糊，不能专心学习或工作，对新鲜事物难于理解和接受，对于需要推理或判断的思维活动常常回避或拖延。

### ◎ 性格行为方面

患者脾气变得古怪，原本开朗且自觉守纪律的人，变成爱浮夸或玩世不恭。原本勤勉的人渐渐变得懒散；或终日无所事事、整天唠叨；或专爱捡破烂；或动作越来越缓慢，兴趣越来越少；或整天不喜与人接触，社会活动范围越来越小。

### ◎ 情感方面

患者表现出轻度忧郁，呆滞退缩，对工作每有不能胜任之感。有情绪高涨之时，也有易激惹、性格暴怒和冲动发作。

本病一直被认为是脑的变性疾患。研究表明，有某些神经生化方面，尤其是有关神经递质方面的改变；在大脑皮层及海马中胆碱神经元破坏或丧失，使胆碱乙酰转移酶（ChAT）和乙酰胆碱含量显著减少，损害了乙酰胆碱的合成、贮存及释放。同时发现，ChAT 的减低同痴呆的严重程度有关，而脑内所有含乙酰胆碱能神经元的区域都有类似的病变。其他神经递质含量也有不同程度的降低，生长抑素也有所减少。

在病理方面，本病表现为：普遍脑萎缩（以颞叶、额叶、顶叶较为显著）；脑室扩大，脑沟增宽，脑回变窄；相关神经细胞脱失、减少。此外，本病还有较为特殊的病变：在脑组织中出现老年性神经斑，此为神经细胞退变后遗留下来的细胞碎片。其次，在神经细胞浆内出现神经元纤维缠结，此为神经元纤维发生变性退化的结果，不同于在正常神经细胞内的微丝、微管。

痴呆是指病理性记忆及其他认知功能障碍。老年性痴呆病或早老性痴呆是最常见的一种痴呆病。在 65 岁以上的人群中患此病的占 5% ~ 10%，在 85 岁以上人群中占更多百分比。典型的早期表现是早期记忆功能及注意障碍，以后随之以语言技巧、视空间定位、抽象思维及判断障碍，还有人格障碍。

目前尚无有效的治疗方法。

正常老年人几乎都有不同程度的脑萎缩，也可能有不同程度的记忆力减退，但其最终并不都会发展至痴呆。年龄虽与本病有重要关系，但却并非老年人都必然要发生痴呆。

本病的诊断主要是根据其临床表现，但由于早期表现较轻微，发展缓慢，故易被认为是老年人健康衰退应有的表现而被忽视，以致被贻误早期诊断与治疗。

## 舞蹈病

舞蹈病又称亨廷顿（舞蹈）病，其主要症状为不自主的上肢和头部的舞蹈样动作，并伴有肌张力降低等。

病理学研究表明，遗传性舞蹈病患者有明显的纹状体神经元病变，新纹状体严重萎缩，但黑质—纹状体通路完好，脑内多巴胺含量也正常。神经生化研究发现，舞蹈病患者纹状体中胆碱能和 $\gamma$ - 氨基丁酸能神经元的功能明显减退。

目前认为该病的发病机制是黑质与纹状体之间存在环状联系，黑质的多巴胺能神经元的轴突上行抵达纹状体，控制纹状体中胆碱能神经元的活动，转而改变纹状体中 $\gamma$ - 氨基丁酸能神经元的活动，而纹状体内的 $\gamma$ - 氨基丁酸能神经元的轴突下行抵达黑质，反馈控制多巴胺能神经元的活动。舞蹈病的发病主要是纹状体内胆碱能和 $\gamma$ - 氨基丁酸能神经元的功能减退，而使黑质多巴胺能神经元功能相对亢进。

# 🔊 帕金森病

　　帕金森病是一种脑的变性疾病，多发生在 50～60 岁的中老年人身上。其临床表现主要是肢体发生有节律的震颤，肌肉强直和运动减少，因名震颤麻痹。又因本病首先是由英国人 Parkinson 发现，故习惯上称本病为帕金森病，而将那些非原发性的病例称为帕金森综合征。

　　就神经解剖面而言，本病应属于锥体外系疾病。在脑中皮层运动区，主管运动功能的神经细胞所发出的神经纤维组成的传导束，统称为锥体系，而除锥体系以外的所有运动核和其所发出的神经传导束，统称为锥体外系。它包括全部节段以上的运动中枢及其所发出的神经纤维，其所发出的神经冲动主要经过网状结构，再传到下运动神经元。对于锥体外系的具体解剖部位而言，一般都认为，它应包括基底节（纹状体、苍白球）、黑质、红核、丘脑底核、脑干网状结构。但就神经生理讲，只有锥体系与锥体外系共同协作才能完成一个有目的性、准确有效的动作。可以说，发自锥体系的神经冲动只能为肢体有关肌肉或肌肉组提供最原始的动力，但要完成一个目的准确的、有效的运动动作，就必须有在时间上、空间上、力度上与其密切配合的锥体外系来的有关冲动才能完成。若要做一个开门或关门的动作，如果没有相关的锥体外系来的冲动调节和修正，就会在伸手不到门把手时就已握紧了手掌，或者会因伸手过度而撞及门把手，因而完不成开门或关门的动作。再如要划火柴点燃香烟，就更完不成了。所以锥体外系功能的重要性绝不比锥体系的功能重要性小。

　　病理方面，原发性震颤麻痹的原因迄今未完全明确。但其病理解剖部位已经知道得比较详细了，有关生物化学的研究也已经不少。例如：在 PD

（即原发性震颤麻痹）患者的黑质、纹状体中的多巴胺含量显著减少等。至于可能引起 PD 综合征的基本原因，基本上也都已明确。第一，在炎症方面（主要是病毒性脑炎），出现 PD 综合征并不少见。以往所谓少年型 PD，其中有一部分恐怕就是脑炎引起的。第二，是中毒性疾病，如锰、汞、一氧化碳等的中毒，某些药物如利血平、酚噻嗪类抗精神病药物、甲醇、乙醇等药物，均可导致 PD 综合征。第三，是多次非急性脑外伤，典型的如拳击家脑病，亦可出现 PD 综合征。第四，是脑血管疾患，如多发性脑梗塞、低血压性休克，也可能有 PD 综合征的表现。第五，有一些遗传变性病也伴有 PD 的表现，例如：亨廷顿舞蹈病、肝豆状核变性、橄榄桥脑小脑萎缩及脊髓小脑变性病等。第六，是所谓帕金森综合征附加在另一综合征以后的复合征，例如：帕金森神经机能障碍综合征，痴呆—肌萎缩性侧索硬化复合征等。

## ◎ 震 颤

震颤是一种不自主运动。常为首发症状，为相互拮抗的肌群发生交替性收缩与松弛所致。其节律多为 4～6 赫，多在静止或休息时明显，紧张时加剧，随意运动时减轻或停止，睡眠时停止，强烈用意志克服或可使之暂停，但只能在很短的时间内维持，过后反而有加剧的趋势。震颤多从肢体远端，如一侧上肢开始，以后渐扩展至下肢及对侧上下肢，发生在手指的节律性震颤、搓丸样震颤最为典型。其他如下颌、口唇、舌头及头部亦可发生不同的颤动。一般都发生在晚期，但也有长期仅有这些部位的颤动，如头部摇动。震颤发作频率至晚期多有增加，甚至变为经常性发作。

## ◎ 肌强直

肌强直也是 PD 经常发生的症状之一，可同时或首先发生在四肢肌群和躯干肌群，伸肌和屈肌同样被累及，增高的肌张力常保持一致。例如在四肢被动运动时，被检查者可感到铅管样强直，即感到有均匀的阻力。在合并有震颤存在时，被检查者即感到在均匀阻力上出现断续的停顿，就像齿轮的转动一样，故称之为齿轮状强直。由于头、颈部及全身肌强直，故面部表情少，呈所谓"假面具脸"；头部向前倾，躯干也有不同程度的向前俯屈，上肢肘关节屈曲，腕关节伸直，前臂内收，指间关节伸直，拇指对掌，髋关节、膝关节均为弯曲，因而病人呈特殊姿态。当病情进展时，逐渐加重，使人一目了然。

## ◎ 运动障碍

由于全身肌强直，一切动作趋于缓慢且减少，加之平衡及翻正反射有障碍，故首先表现为书写困难，写字越写越小甚至洗脸、刷牙、穿衣服、系鞋带都有困难。其次是行走动作异常，呈典型的慌张步态，即起步困难，行走时呈小碎步，往前冲，止步、转弯也困难，严重时乃至不能躺着翻身。行走时双上肢没有联合运动。由于脸部运动减少，往往面无表情，双目向前凝视，很少动作，形成假面具脸。由于口、舌、腭及咽部肌肉运动障碍，遂使唾液分泌不能随时自然下咽，于是大量流涎，而且吞咽食物也有困难。

由于本病是慢性进展性疾病，所以需要长期服药。

对于外科手术治疗，不论是用立体定位手术或其他方法，其手术效果都是有限的。有时还需服药，且其副作用亦不可轻视。此外，有所谓的脑移植术，即用自身的肾上腺髓质移植到基底节处，或用异体的胎儿脑黑质细胞移植，有少量报告认为有疗效，但尚缺乏远期疗效的论证，所以虽然有不少手术治疗的方法，但至今尚无肯定的结论。

近年带给帕金森病人的福音是基因疗法的诞生。基因治疗是把基因信息引入病人以图纠正疾病，这种疗法可能在神经系统疾病的处理方面有一定希望，神经系统疾病方面研究进展最大的首推帕金森病。帕金森病是一群肯定其化学特征的神经元的变性；在临床治疗上早已知道，利用通常药理学方法使尾核及壳核的多巴胺释放增加，可以缓解该病的诸多症状，最有效的就是给病人补充L—DOPA。因此，人们考虑用基因治疗解决这一问题。从原理上说，基因治疗可以通过增加酪氨酸羟化酶（TH）的表达来实现，因为它是脱羧酶，可使前体转变为神经递质，即多巴胺。

在帕金森病鼠的模型实验研究中已发现，植入胎鼠中脑可以改善病鼠的生理功能，解剖学上也有改善。临床上用这种方法治疗帕金森病也带来好的效果，有的病人已有两年期的疗效。但是，由于对使用胚胎组织有一定顾虑，而且组织移植有可能带入病原，因此人们也在寻找别的方法。另一个吸引人的战略考虑，是把基因工程细胞加以移植。例如令肌细胞转染质粒来表达 TH，则此细胞将能稳定分泌 TH。在帕金森病模型上应用此种细胞作脑内移植可减轻鼠的运动症状；这个方法可能也会很快应用于人。移植经基因修饰、能表达某种足以减轻帕金森病的蛋白的细胞。如果能治疗帕金森病，则对于其他神经疾病的治疗也是一种良好启示。

## ➡ 截　瘫

随意肌或肢体不能运动，在医学上叫做瘫痪。个别肢体运动障碍称为单瘫；双下肢运动障碍称为截瘫；偏身运动障碍称为偏瘫；四肢或双侧肢体运动障碍称为四肢瘫。在病情方面，完全不能运动的称为全瘫；仍然保留一定活动能力的称为不完全瘫或轻瘫。在部位方面，由于颈部脊髓疾患或外伤引起的四肢都有显著运动障碍者，称为"高位截瘫"。可以说截瘫基本上都是脊髓病变所引起，只有极少数的如颅内上矢状窦附近的病变，才有可能导致双下肢瘫痪或截瘫。

造成截瘫的病因很多。例如横贯性脊髓炎，虽然起病急，发展快，但根据经验，此类疾病患者约有 2/3 得到及时的合适治疗以后，健康可以恢复；约有 1/3 的病人会留有不同程度的后遗症。

对于截瘫的治疗和预后，首先应有及时正确的诊断，而正确诊断又来源于对病史的全面掌握及恰当的检查记录、正确的处理措施（包括护理）、积极的防治合并症、早期给予康复治疗等。

若设有抢救小组（包括所有医护人员），则一定要有专业培训才能上岗。比如对有脊柱外伤者，在搬运病人的过程中，要有专门的保护措施，以免脊柱或脊髓再度受伤。对于椎管内肿瘤造成的截瘫，不论其病程多长，一经确诊，应予以手术治疗。因为良性肿瘤（如脊膜瘤、神经鞘瘤）确有手术完全切除肿瘤，解除对脊髓的压迫后，仍然有完全恢复的可能。

对于截瘫患者，尤其是高位截瘫，往往有呼吸障碍而需要人工呼吸，同时多有排尿障碍，需要长期导尿。所以，此类病人很容易发生肺部感染、泌尿系统感染，以致心、肝等脏器的功能失常，故防治心、肾、肝脏等综合病症，均是对预后起决定作用的关键，不可不慎重对待。

治疗截瘫，特别是治疗外伤性截瘫，是一大难题。外伤性截瘫能否康复，关键在于中枢神经元轴突断离后能否再生。早期的观点认为，中枢损伤不能再生，以别于外围神经损伤是能够再生的。中枢轴突损伤后为什么不能再生？一个关键性的实验，推翻了以前的中枢损伤不能再生的观点，因为中枢再生，也仍然是中枢的神经突起损伤后能否再生的问题。实验证明，中枢神经元的突起被切断后，是能够再生的。但脊髓横切后留下的疤痕，不允许再生的突起通过。只要局部条件允许，中枢神经元的突起完全可以长出。因此，要使截瘫后的被切断的突起能够再生，损伤局部的条件非常重要。局部条件比较复杂，有炎症引起的，有细胞因子表达过度引起的，甚至还有局部疤痕的物理性障碍，这些问题都在研究之中。自从神经生长锥长出的导向得到深入研究以来，人们又增加了一个新的认识，这就是如何减少或去掉抑制因素的作用。中枢神经元突起的生长锥之所以不易生长，是因为它的髓鞘是由少突胶质细胞提供的，现知中枢髓鞘会分泌一种抑制突起长出的排斥因子。这个情况在外周神经并不存在，因为外周神经的髓鞘是由施万细胞提供的，而施万细胞并不分泌抑制因子。若用抑制因子的抗体，中枢突起的再生就可获得很好的条件，能够长得很远。近年来在抵消抑制因子方面已获得一些进展，在动物实验中，已出现几篇报道：脊髓被横切后，经一定方法处理，动物能够站起来，并用后肢行走。

## 脑卒中、脑血管硬化

脑卒中是急性脑血管病中的常见的或主要的一类疾病，俗称脑中风，或脑血管意外，意指其得病迅猛而猝不及防。一般分为出血性中风与缺血性中风两大类。出血性中风包括脑出血（又称脑溢血，指在脑实质中出现了血肿）和蛛网膜下腔出血（指脑表面的出血）；缺血性脑中风包括脑血栓形成（即在局部脑血管中产生了血栓而致血管栓塞）、脑血栓（即在血循环中发生了气体、固体或液体的栓子，随血液到达脑血管中而导致脑血管梗塞、血流不通）、腔隙梗塞（即在脑实质中出现了微小的类似腔隙状的小梗塞，往往不出现临床症状，且常为多发）。暂时性脑缺血（如肢体瘫痪、失语等症状），其症状的持续时间最长不超过 24 小时，就可完全恢复。

脑卒中的常见病因或危险因素为高血压、动脉硬化、高血脂、高粘血症，其次为心脏病、糖尿病（造成血管尤其是中、小动脉壁的损伤，为以后发生脑血管破裂或栓塞的基础）。

动脉瘤、脑血管畸形常为蛛网膜下腔出血的多见原因。所谓动脉硬化纯系病理学名词，意思是动脉壁发生了某些变性病变，导致血管壁增厚、弯曲、变形，管腔狭窄，使血流不畅，血流量减少，甚至不通。动脉硬化在病理方面至少可分为三种。第一种多发生在较大的和中等大小的动脉（如主动脉、冠状动脉），其管壁中有脂质沉积于内膜及内膜下层，并有平滑肌细胞及纤维成分的增生，在局部形成斑块，动脉壁因而变厚、变硬，其后斑块内组织发生坏死、崩解，与沉积的脂质结合形成粥状物质，故名粥状硬化。第二种是弥漫性纤维性变的小动脉硬化。第三种是微小动脉（口径在 150 微米以下）的透明变性，又称玻璃样变性，即整个管壁变性。在病理切片常规染色时，只见管壁呈均匀一致的透明的殷红色而看不出任何正常的组织结构。不论是哪一种动脉硬化，最终都是使管壁变硬、变厚，管腔不规则的狭窄，影响血液流通，乃至完全阻塞不通，或自行坏死、破裂。

虽然高血症、高血脂、高血粘度，以及内分泌的改变、遗传因素等，都与动脉硬化的发生有密切关系，但目前大多数人认为动脉硬化乃是一种多因素慢性作用的结果。

关于脑动脉硬化是否可作为一种独立的疾病，尚有争议。有人认为，老年人每有头疼、头晕、健忘、失眠、智能减退、不耐烦、性情急躁等所谓神经衰弱综合征，即属脑动脉硬化的临床表现；也有人将老年痴呆、帕金森综合征等都归入脑动脉硬化，这似乎也不甚妥当。不过，不论怎样，脑动脉硬化与脑血管病的关系密切，应给予足够的重视。

关于脑卒中的临床表现，因其病灶的性质不同、部位和所涉及的范围不同而不一样，不能一概而论。但可以概括为下述三个方面：一是一般症状，主要与颅内压增高有关，如头疼、头晕、呕吐等；二是意识障碍，如嗜睡、昏乱、昏迷等，这大概与病灶的部位及范围有关，也与颅内压增高有关；三是各种神经系局限体征，这主要与病灶的解剖部位有关，如偏瘫、偏身感觉障碍、偏盲、失语及癫痫发作等，并可有一些颅神经损害的症状，如眼球内、外肌麻痹（瞳孔的异常、眼球活动障碍）、口角歪斜、吞咽发音障碍、伸舌偏斜等。这些在以往是临床定位诊断的重要依据，不容忽视。

对脑卒中病人，应采取紧急措施抢救。有些国家组建起有关医护人员及设备，实行 24 小时随时待诊。有人主张，要动员全社会参与此项工作，要在送医院途中的短时间内，保证呼吸道通畅、维持正常呼吸、保证循环系统的运行。

病人进入重症监护室后，即由专科医师迅速采集病史及做简要的检查并和放射科医师共同决定做何种特殊检查最合适，同时给予心、肺等功能监测及必要的化验与药物治疗，待特殊检查与化验结果（如血流变学化验等）获得后，再决定采用手术治疗或药物治疗。